AF494648

LA

PROFESSION MÉDICALE

EN FRANCE

LA

PROFESSION MÉDICALE EN FRANCE

PAR

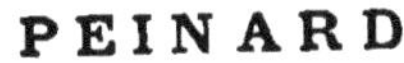
PEINARD

DOCTEUR EN MÉDECINE DE LA FACULTÉ DE PARIS
MEMBRE DE LA SOCIÉTÉ DES CONTRIBUABLES.

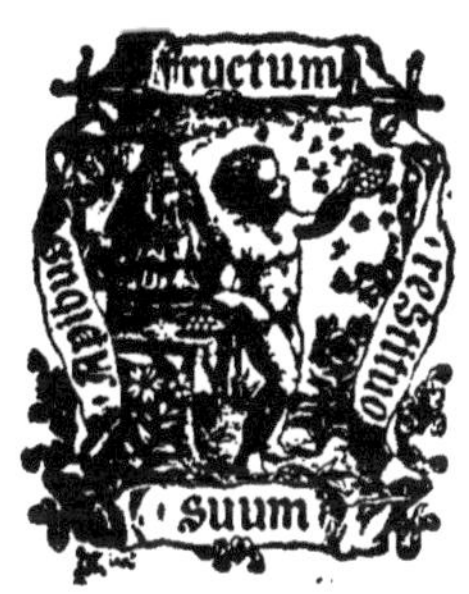

PARIS
SOCIÉTÉ D'ÉDITIONS SCIENTIFIQUES
PLACE DE L'ÉCOLE DE MÉDECINE
4, RUE ANTOINE-DUBOIS, 4

1894

PROLÉGOMÈNES

Habent sua fata libelli,

Chaque Livre à son destin.

Ce livre est composé uniquement de pages écrites au hasard des pérégrinations d'une vie nomade.

Le spectacle offert à nos yeux, les circonstances particulières de la pratique médicale, les lectures et les réminiscences, avec les réflexions qu'elles entraînent, en ont été l'aliment.

Inutile de dire que nous avons puisé largement dans les auteurs qui ont abordé le même sujet que nous.

Quant aux pièces de poésie que nous avons citées sans noms d'auteurs, elles sont trop connues pour que nous ayons besoin d'en avertir le lecteur.

N'ayant jamais cultivé les muses, nous nous déclarons incapable de fabriquer le moindre poème.

Nous déclarons que dans presque tous les chapitres de ce livre, nous avons discuté, attaqué, critiqué, vilipendé et livré à la vindicte médicale, pas mal de coutumes, d'institutions ou de lois qui nous paraissaient ou surannées, ou injustes ou vicieuses.

Quitte à attirer sur notre tête les foudres des optimistes, des satisfaits, nous présenterons pour excuse la formule suivante entièrement pessimiste :

Toute critique est juste, car tout est mauvais.

Nous ne nous faisons aucune illusion sur la portée de nos critiques ; elles ne changeront rien, dans une société égoïste et métallique, à une organisation séculaire et aux us et coutumes de la corporation médicale, qui se désintéresse complètement de l'avenir de la profession, et a cherché dans la politique, un dérivatif en même temps qu'un remède à nos misères.

Il est de notre devoir de prévenir le lecteur que notre responsabilité personnelle seule est en cause et subsiste entièrement. Nous n'avons pris l'avis de personne ; ne faisant partie d'aucune coterie, ni d'aucune chapelle, nous écrivons en toute sincérité comme en toute indépendance.

Quant à ceux qui seraient curieux de savoir pourquoi nous avons écrit ce livre, nous le leur dirons en toute sincérité.

Ce n'est pas par spéculation. *Hoc opus venditur ære brevi*, et nous ne sommes pas assez naïf pour croire que le public médical va se jeter avidement sur cet ocuspule ; il a bien d'autre chose à faire.

Ce n'est pas non plus par orgueil, nous n'avons rien inventé, ni même rien découvert, par conséquent, nous n'avons pas la prétention, nouveau prophète, d'apporter la lumière au monde médical.

Nous avons cru simplement fairé œuvre

utile en faisant part de nos réflexions à nos confrères.

Quand on a exercé la médecine dans tous les milieux et dans toutes les situations, l'expérience vous autorise à parler en connaissance de cause de nos misères professionnelles.

Quæ vidi scripsi.

1894.

LA PROFESSION MÉDICALE EN FRANCE

CHAPITRE Ier

GÉNÉRALITÉS SUR LA PROFESSION MEDICALE EN FRANCE

Cette étude a pour objet les conditions dans lesquelles s'exerce en France, la profession médicale.

Les auteurs peu nombreux qui se sont occupé de la question, l'ont envisagée chacun à leur point de vue, les uns d'une façon humouristique (docteur Munaret, *Le Médecin des villes et des campagnes.* 1 vol. 1862), les autres d'une façon philosophique (docteur Dechambre. *Le Médecin, Devoirs privés et publics.* 1 vol. 1883), d'autres enfin, au point de vue de la déontologie (docteur Juhel-Renoy, *Vie professionnelle et devoirs du médecin.* 1 vol. 1892); mais aucun d'eux ne nous a présenté une vue d'ensemble, ou pour mieux dire, un tableau réaliste, pour la bonne raison, que médecins sédentaires, c'est-à-dire ayant exercé toute leur vie dans le même milieu, ils ne pouvaient parler que des conditions qu'ils connaissaient.

Il appartient à un médecin qui a exercé dans les situations les plus diverses, d'attirer l'attention du monde médical sur les difficultés croissantes de la profession, sur l'insuffisance de la protection des lois, et sur les réformes désirables.

Nous n'avons pas la prétention de faire un Code médical, encore moins d'apporter une solution au problème difficile de la pratique médicale envisagée dans ses rapports avec la société.

Notre rôle, plus restreint et plus modeste, se borne à présenter des réflexions sur la situation matérielle du médecin qui veut vivre de son métier, et qui, aussi jaloux de ses droits que de ses devoirs, comme doit l'être un fier démocrate, a la prétention justifiée d'exiger d'une société démocratique, la récompense de ses services.

Avec la diffusion actuelle de la presse, une foule d'opinions plus ou moins erronées sont journellement exprimées sur notre profession.

Les unes reflètent une ignorance complète de notre genre d'existence et de nos besoins, les autres un optimisme exagéré.

A cela rien d'étonnant, les premières comme les secondes, étant exprimées par des hommes évidemment très sincères, mais très mal renseignés.

La presse médicale elle-même, rédigée par des médecins résidant dans les grands centres, s'occupe plus de science et de pratique que des intérêts professionnels. Ses écrivains sont plutôt les missionnaires de la science que les avocats de la profession médicale.

Il est évident que lorsqu'un prince de la science, qui n'a jamais eu affaire qu'à l'élite de la société, c'est-à-dire à la partie fortunée, vient nous entretenir des conditions de l'exercice de la médecine, il le fait avec autant de compétence qu'un littérateur qui viendrait nous parler des besoins de l'agriculture.

C'est ainsi que nous avons entendu exprimer des opinions aussi fantastiques que celle qui consiste à dire que le nombre des médecins praticiens est insuffisant en France, tandis que c'est juste le contraire qui existe (la statistique le démontre), et que, de plus, leur répartition est très inégalement faite; il suffit, pour s'en convaincre, d'interroger tous les médecins à la recherche d'une position sociale, tout comme Jérôme Paturot, et on verra à quelles difficultés insurmontables ils se heurtent.

En effet, quand on pense au nombre exagéré et disproportionné de docteurs en médecine que les six Facultés déversent annuellement sur la France, on se demande avec inquiétude où pourront exercer leur art tous ces nouveaux disciples d'Esculape.

Je sais bien que ce nombre peut être décomposé en plusieurs catégories qui ont chacune une destination spéciale et semblent correspondre à un besoin réel.

Il suffit de citer, les médecins étrangers qui sont censés aller s'établir dans leur pays d'origine, et dont quelques-uns oublient le chemin de leur patrie, en reconnaissance, sans doute, de la bienveillance de la Faculté.

Les médecins militaires et de la marine, qui sont destinés exclusivement aux services de santé des armées de terre et de mer, et qui tiennent cependant de leur diplôme le droit imprescriptible d'exercer leur art en tous lieux et comme bon leur semble.

Les médecins de science pure, les savants de l'avenir, qui n'exercent qu'accidentellement, et enfin les médecins que des maladies prématurées (le cas est assez fréquent), ou la mort impitoyable mettent dans l'impossibilité absolue de pratiquer.

Malgré ces restrictions relatives, la statistique nous démontre brutalement que les vides se produisant dans nos rangs, ne sont pas assez nombreux pour faire place aux nouveaux venus.

Il y a donc un excédant de médecins qu'il est impossible de caser.

Et à ce propos, qu'il nous soit permis d'appeler l'attention des jeunes docteurs sur les affiches plus ou moins alléchantes et le plus souvent intéressées et mensongères, placardées à la Faculté de médecine de Paris, offrant des postes médicaux à prendre et qui n'existent que dans l'imagination de leurs auteurs.

La Faculté de médecine de Paris, qui placarde ces affiches, a la prétention de rendre service aux communes qui demandent des médecins ainsi qu'aux populations qu'elles représentent, sans autres explications et sans garantie aucune.

Admirons, en passant, cette philanthropie désintéressée, mais j'avoue que mon admiration serait sans bornes, si cet amour de l'humanité s'adressait d'abord aux membres de la profession médicale qui ne demandent qu'à travailler pour vivre.

Que les jeunes médecins ne soient pas dupes de ces propositions éhontées ; qu'ils demandent des conseils à leurs aînés dans la carrière, et qu'ils ne s'installent jamais dans une localité sans s'être renseignés auprès des présidents ou secrétaires des Sociétés ou Associations médicales de la région. Qu'ils se souviennent néanmoins de cet aphorisme professionnel.

Vita brevis, ars longa experimentum fallax, que nous traduisons ainsi : La vie est courte, la clientèle difficile, la confraternité trompeuse.

Ils n'apprendront que trop tôt, à leurs dépens, que confraternité médicale et reconnaissance des clients sont deux beaux exemples d'euphémismes.

L'Étudiant.

C'est en vain que doué d'une ardeur peu commune,
Un jeune homme, croyant aller à la fortune,
Consacre à nous guérir, son temps et ses efforts;
Si son père n'a point de vastes coffres-forts,
S'il ne recueille point quelque gras héritage,
S'il ne contracte pas un riche mariage,
Vous le verrez souvent travaillant sans profit,
Succomber jeune encor, malingre et décrépit.

Le candidat aux études médicales en vue de l'obtention du grade de docteur en médecine, devait justifier, jusqu'à ce jour, aux termes de la législation actuelle, de la possession des deux diplômes de bachelier ès-lettres et de bachelier ès-sciences restreint.

Des hommes haut placés dans la hiérarchie sociale, qui ont des titres scientifiques indiscutables, mais absolument dépourvus de l'esprit philosophique, c'est-à-dire de l'esprit médical, ont prétendu que les études littéraires étaient complètement inutiles au futur médecin, et que les études scientifiques seules étaient nécessaires, d'où cette conclusion, que seul, le diplôme de bachelier ès-sciences plus ou moins modifié, devrait être exigible.

Cette opinion positiviste exprimée par les membres de la secte utilitaire, qui ne voient dans l'exercice de la médecine que la stricte application de données scientifiques basées sur l'anatomie, la physiologie et l'expérimentation, est à notre avis absolument erronnée; ils ignorent, en effet, que la médecine est autant un art qu'une science, comme l'a demontré Trousseau, un maître illustre de la médecine moderne.

Or, quelles sont les études les plus capables de développer l'esprit philosophique, sinon la connaissance des chefs-d'œuvre de l'esprit humain, que nous offre la littérature ancienne, c'est-à-dire ce qu'on est convenu d'appeler les Humanités, dénomination qui n'est, en somme, que l'application de la pensée de Lucrèce :

Homo sum et nihil humani ame alienum puto.

Il y a des gens qui ne peuvent comprendre que la jeunesse de nos lycées perde ses plus belles années à pâlir sur des livres écrits depuis deux mille ans et à apprendre des langues qu'on ne parle plus.

A ceux-là nous répondrons que nous tenons tout, notre langue, nos mœurs, nos idées, de ces latins et de ces grecs dont ils font si peu de cas ; qu'il faut, bon gré mal gré, étudier cette civilisation antique, d'où la nôtre est sortie, connaître ces grands écrivains dont nos prosateurs et nos poëtes se sont nourris et inspirés ; que nulle part on ne peut, aussi bien qu'à l'école de l'antiquité, se former le goût et le jugement, élever son esprit et apprendre à aimer tout ce qui est grand, tout ce qui est beau, tout ce qui est bon, tout ce qui est juste, et tout ce qui est vrai.

Une autre raison qui milite en faveur de ces études littéraires classiques complètes, c'est que l'encombrement de toutes les carrières est tel aujourd'hui, par suite de l'instruction générale, qu'il faut faire pour les médecins ce qu'on a fait pour les autres professions, en vue de diminuer le nombre des candidats, c'est-à-dire augmenter les difficultés au début, en exigeant des titres universitaires plus nombreux.

Nous serions donc d'avis d'exiger, avant de prendre la première inscription pour le doctorat en médecine, la production des deux diplômes de bachelier ès-lettres et de bachelier ès-sciences complet.

Quant aux études médicales en elles-mêmes, notre avis est qu'il n'y a au monde qu'un centre, Paris, où on puisse étudier la médecine fructueusement. L'affluence des étrangers venus de toutes les parties du monde, étudier notre art à Paris, le démontre surabondamment.

En effet, seule, la capitale du monde civilisé peut offrir les ressources matérielles suffisantes pour faire des études médicales complètes et des maîtres en l'art de guérir, capables de former des élèves à leur image, c'est-à-dire des savants et des artistes tout à la fois, en un mot, des médecins comme les voulait Trousseau.

La multiplication des écoles secondaires de médecine en province, ainsi que la création des écoles spéciales de médecine militaire et de médecine navale, dont l'utilité est loin d'être démontrée, ont eu pour résultat de favoriser l'accès de la carrière médicale à des jeunes gens peu fortunés et ont ainsi contribué à l'encombrement de la profession.

Tandis qu'il eut fallu chercher le moyen de diminuer le nombre toujours croissant des candidats à la médecine qui, s'il continue, rendra impossible en France, l'exercice de notre art dans un avenir peu éloigné.

En effet, moins nombreux, les docteurs en médecine, selon l'éternelle loi de l'offre et de la demande, pourront vivre de leur profession, en exigeant une rémunération plus en harmonie avec leurs besoins; c'est le droit au travail, inscrit dans le programme de la République de l'avenir.

CHAPITRE II

LA LOI SUR L'EXERCICE DE LA MEDECINE.

C'est le cas de dire avec Lafontaine :

> Hélas! on voit que de tout temps
> Les petits ont pâti des sottises des grands.
>
> Quidquid delirant reges,
> Plectuntur Achivi.

a dit Horace.

Vu le nombre toujours croissant des médecins et la cherté de plus en plus grande des objets nécessaires à la vie, examinons si la loi sur l'exercice de la médecine, qui va être appliquée, et qui a pour but de protéger la santé publique et nos intérêts professionnels (deux choses connexes et solidaires), justifie ses prétentions.

1° Officiers de santé.

Aujourd'hui que le degré d'instruction s'est élevé notablement dans toutes les carrières, on se demande pourquoi il y a encore des officiers de santé.

Cette bizarre institution, dont on demande la suppression depuis plus d'un demi-siècle, et dont l'inutilité, pour ne pas dire le danger, est amplement démontrée à la suite des polémiques retentissantes qui se sont produites dans la presse médicale.

Ce sont les lois du 19 ventôse, nous dit Munaret, qui décrétèrent des demi-médecins, sans désigner les demimalades qui seraient à la merci de leur demi-science; et le public, qui ne connaît pas cette hiérarchie plus mythologique que celle des dieux et des demi-dieux, distribue indistinctement sa confiance, à vous qui consacrâtes à votre instruction, la plus belle moitié de votre vie et une fortune plus que suffisante pour vivre, et à tel vacher, qui, pour 200 francs et avec un certificat de criminelle complaisance, débite des âneries pendant un quart d'heure à des hommes d'honneur et de savoir, qui n'ont point rougi de les entendre.

On s'attendait donc à voir dans la nouvelle loi sur l'exercice de la médecine, la suppression des officiers de santé.

Les représentants de la médecine, qui sont en même temps les représentants du peuple, c'est-à-dire les médecins députés, s'en sont tiré très habilement en ménageant la chèvre électorale et le chou démocratique; ils ont fait faire une enquête par les conseils généraux des départements, qui ont pris l'avis des populations.

Risum teneatis amici, comme si les populations avaient la moindre compétence dans la question; elles ne demandent qu'une chose, ces braves populations rurales, c'est d'avoir le plus grand nombre possible à leur service, fut-ce des vétérinaires, au meilleur marché possible.

Malgré cette enquête, la suppression des officiers de santé fut enfin votée en principe; on pouvait donc croire qu'il n'y en aurait plus; erreur profonde, les officiers de santé existant auront les mêmes droits que les docteurs en médecine; d'inférieurs qu'ils étaient de par l'ancienne loi, ils sont devenus nos égaux de par la nouvelle loi; le résultat est au moins bizarre. Bien plus, les candidats déjà inscrits pour l'officiat de santé, continueront à se faire recevoir officiers de santé.

Décidément, il y a encore de beaux jours pour la médecine en France.

Le résultat de la nouvelle loi sera donc l'épanouissement complet de cette plante parasite qui végétait au beau pays de France.

Est-ce que vous croyez que les officiers de santé, dont les prétentions devraient être modestes, n'exercent que dans des villages éloignés, dans des pays pauvres, et pourraient ainsi, sinon justifier, du moins excuser leur maintien ? Vous seriez dans l'erreur la plus complète ; vous les rencontrerez, praticiens prétentieux et envahissants, dans les faubourgs populeux des grandes villes, ou dans les plus riches campagnes où ils pullulent, faisant de la médecine au rabais, et par suite, une concurrence déloyale aux docteurs.

2° *Les Parasites de la Médecine.*

Sous ce nom nous comprenons :

Les empiriques de toutes sortes ; les médecins étrangers ; les dentistes ; les sage-femmes ; les femmes-médecins ; les pharmaciens qui donnent des consultations ; et les religieux de toute robe.

Il est facile de voir, rien que par cette longue énumération, que le médecin a beaucoup d'ennemis ; mais il ne doit pas s'en affliger outre mesure.

Le cardinal de Richelieu, si versé dans la connaissance du cœur humain, disait qu'il n'avait pas grande idée d'une personne qui n'avait pas d'ennemis ; parce qu'il avait remarqué qu'il n'y avait que les sots dont on ne dit point de mal.

Cette remarque du grand homme d'Etat sera notre consolation.

Les Empiriques.

Les empiriques de toute sorte pullulent à la campagne comme à la ville et deviennent chaque jour plus nombreux et plus encombrants ; nous appelons empiriques, les gens qui exercent illégalement la médecine ; ils auraient tort de se gêner, puisque personne ne s'oppose à leurs agissements ; essayez, en effet, de vous y opposer et de faire exécuter la loi, vous vous heurterez d'abord à l'impossibilité absolue de trouver des témoins, qui se dérobent dès qu'on veut invoquer leur témoignage en justice, et ensuite à la force d'inertie invincible, la pire de toutes les forces, que vous opposeront les fonctionnaires de tout ordre, chargés de faire exécuter la loi.

Les rares condamnations que prononcent les tribunaux, dans ces cas, sont absolument dérisoires, et ce n'est pas la nouvelle loi qui arrêtera le flot débordant de ces praticiens sans titres qui ne tardera pas à nous submerger.

Je n'essaierai pas une classification de ces empiriques, la classe en est trop nombreuse, depuis le rebouteur de village qui raccommode les membres cassés, comme un simple raccommodeur de porcelaines, jusqu'au masseur de la ville qui guérit les douleurs les plus invétérées.

Avec Lafontaine, nous pouvons conclure de là :

> Qu'il faut faire aux méchants guerre continuelle.
> La paix est fort bonne de soi,
> J'en conviens ; mais de quoi sert-elle
> Avec des ennemis sans foi ?

Les empiriques ont été de tous les temps, parceque autrefois comme aujourd'hui, tout le monde se mêle de médecine.

Tout le monde connaît l'histoire de ce bouffon qui, voulant démontrer à son seigneur et maître que le métier de médecin était de tous, le plus répandu, s'en va par la ville, la tête et le visage enveloppés de linges, et est aussitôt environné de gens le questionnant sur son mal et lui indiquant chacun un remède infaillible, si bien qu'il rentre au palais de son maître, après avoir compté par centaines, les gens qui le voulaient guérir.

Au reste, comment voulez-vous que tout le monde ne se mêle pas un peu de médecine, lorsque la civilité puérile et honnête exige que l'on s'aborde par ces mots ; Comment vous portez-vous ?

Je ne parle pas des charlatans, qui sont de tous les temps, sont très communs en tous lieux, qu'aucune loi ne saurait atteindre et qui ne méritent que le mépris des honnêtes gens, lesquels malheureusement, sont de plus en plus rares. Et puis, comme le disait l'illustre Mangin, le roi des charlatans, comme il s'intitulait lui-même, tout le monde est plus ou moins charlatan, depuis le marchand qui vous vante sa marchandise, jusqu'au médecin qui vous fait espérer la guérison d'une maladie qui n'existe pas.

De tous nos charlatans, excuse illégitime,
Le malade meurt-il, il était cacochyme,
La nature l'a-t-elle, en dépit d'eux, guéri,
Il serait, nous dit-on, sans nous déjà pourri.

Aux charlatans, la ville est un lieu fort propice,
Où l'on peut à loisir, et par maint artifice,
Exploiter la candeur d'un public ignorant,
Tromper sa bonne foi, ramasser son argent.

L'ignorance et la crédulité publiques sont inépuisables, voilà pourquoi les charlatans pullulent; l'anecdote suivante en est une preuve bien connue :

Un docteur demandait à un charlatan installé sur la place publique, quel était le secret de son succès : celui-ci lui répondit : « dans la foule qui nous environne, sur cent personnes il y en a une intelligente et quatre-vingt-dix-neuf imbéciles ; ces derniers sont pour moi, et je vous abandonne le premier. »

Quand on songe à la stupide crédulité des hommes en fait de médecine, ce n'est pas de ce qu'il y ait des médecins charlatans qu'il faut s'étonner, mais bien de ce qu'il y ait encore, en si grand nombre, des médecins honnêtes gens.

> S'il est un mal que jamais nul ne pourra guérir,
> Un mal dont on a vu plus d'un pays mourir,
> C'est, vous l'avez deviné, c'est la bêtise humaine.

En effet, si les médecins se divisent en deux catégories : les gobeurs et les sceptiques; les malades ne forment qu'une seule classe : les gobeurs.

Tant est vrai le proverbe ancien :

> L'Homme est de glace aux vérités,
> Il est de feu pour les mensonges.

Le charlatanisme en médecine a pris en France, à l'époque actuelle, des proportions inouies ; des âmes candides (il s'en trouve dans notre corporation comme ailleurs), ont proposé une foule de moyens plus ou moins applicables, pour le diminuer ou le faire disparaître.

Il en est de l'extinction du charlatanisme, comme de l'extinction du paupérisme, ces deux fléaux redoutables de notre société ignorante et égoïste, c'est une utopie séduisante; ce qui ne veut pas dire que la société soit complètement désarmée contre eux ; seulement les moyens théoriques qui ont été proposés n'y peuvent rien.

Il en est de ces fléaux comme de la prostitution qu'on a proposé de supprimer au moyen de la fermeture des maisons de tolérance ; c'est exactement comme si on voulait supprimer les gouttières pour empêcher la pluie.

Les Médecins étrangers.

Hospes, Hostes.

C'est le cas de dire avec Lafontaine :

> Laissez-leur prendre un pied chez vous,
> Ils en auront bientôt pris quatre.

Les médecins étrangers nous envahissent de plus en plus, et devant cette nouvelle invasion des barbares, l'autorité, qui devrait protéger le travail national, reste impassible et leur facilite même l'obtention de nos grades universitaires, en favorisant leur installation en France et en leur faisant un traitement de faveur véritablement scandaleux. Car on ne fera croire à personne que chez aucune nation, les examens probatoires sont aussi sérieux et aussi difficiles qu'en France, et que leurs titres universitaires soient les équivalents des nôtres; et que parce que ces médecins étrangers auront baragouiné quelques examens à la Faculté de médecine de Paris, ils auront fait preuve des mêmes capacités que nos compatriotes. Ces gens-là nous font une concurrence désastreuse, n'ayant pas les mêmes charges que nous, étant exempts du service militaire avec ses appels périodiques, et le trouble qu'il apporte forcément dans l'exercice de notre profession ; aussi nous ne pouvons lutter contre eux à armes égales.

Si les nations étrangères usaient de réciprocité et facilitaient chez elles l'établissement de nos nationaux, il n'y aurait encore que demi-mal ; mais il est loin d'en être ainsi, et qu'un de nos compatriotes s'avise d'aller s'établir à l'étranger, il se verra obligé, sous peine d'expulsion, de passer tous les examens probatoires, sans exception aucune, dans la langue du pays, en vue de l'obtention du diplôme de docteur, devant les Facultés de ces pays, obligation qui équivaut à une impossibilité absolue, car on n'apprend pas en un an une langue étrangère et on ne peut pas, à tout âge, recommencer ses études médicales ; le cerveau de l'homme est un organe qui s'use et se détériore comme les autres.

Je ne parle pas de ceux qui n'ont aucun titre équivalent, et qui, sans autorisation, munis simplement du titre de docteur de la Faculté de Philadelphie ou d'Heidelberg, dont les diplômes se vendent couramment à beaux deniers comptant, affichent effrontément leurs prétentions au nez des autorités et à la barbe des médecins français régulièrement diplômés.

Ceux-là sont légion, et il n'y a pas une ville un peu importante qui n'en contienne au moins un spécimen, ayant pignon sur rue, roulant carrosse, et éclaboussant l'honnête et digne docteur français qui se contente de suivre droit son chemin, n'ayant pour tout patrimoine qu'une vie honorable et l'estime des honnêtes gens.

Qu'on ne vienne pas nous dire que ces gens-là sont

indispensables dans certaines villes de France, fréquentées ou habitées en partie par les étrangers, telles que certaines villes frontières, ou certaines stations thermales, ou encore certaines stations d'hiver, telles que Vichy, Alger, Pau, Nice, etc. On ne fait pas venir des hôteliers étrangers pour loger et nourrir ces étrangers, et si des industriels étrangers s'avisaient de venir faire concurrence à nos compatriotes, vous verriez comme ils seraient bien accueillis des industriels français; ceux-ci se ligueraient pour la défense de leurs intérêts communs et repousseraient cette invasion d'un nouveau genre.

Pourquoi en est-il autrement pour la profession médicale ? Pourquoi une partie de l'or étranger, que les gens riches du monde entier viennent déverser dans ces milieux-là, ne profiterait-il pas aussi bien aux médecins français ? Ne sont-ils pas des travailleurs comme les autres, n'ont-ils pas les mêmes besoins et les mêmes droits, ne rendent-ils pas les mêmes services ?

Qu'y a-t-il de plus honorable qu'une juste rémunération pour les services rendus ? Je ne vois pas l'objection qu'on pourrait faire. Il y a là une marque distinctive du caractère national, qui fait bien des victimes, dans la profession médicale peut-être plus qu'ailleurs ; c'est ce sentiment chevaleresque, cette générosité native, ce désintéressement universellement connu, cette bienveillance inépuisable, qualités éminemment françaises, admirables au point de vue philosophique, mais peu compatibles avec les exigences matérielles de la vie moderne et avec la lutte pour l'existence, tous les jours plus ardente.

Cette invasion des médecins étrangers en France a été de tous les temps ; la France, terre riche, féconde et hospitalière par excellence, habitée par un peuple débonnaire, a été la proie convoitée dans toutes les branches de l'activité humaine.

Ne vous souvient-il pas de cette invasion des médecins polonais, après les graves évènements politiques qui ont amené le démembrement de ce malheureux pays ; ils ont dû faire souche en France, car ce qu'il y a encore de noms polonais portés par des médecins est fabuleux.

Plus près de nous, après la malheureuse guerre de 1870, ce qu'il y a eu de médecins allemands venant s'établir en France, sous couleur d'Alsaciens-Lorrains, est fantastique ; les noms à désinence tudesque sont loin d'être rares, sans compter ceux qu'on ne connaît pas.

Depuis que les évènements politiques ont amené un rapprochement sinon une alliance entre la France et la Russie, il est à remarquer que presque tous les médecins étrangers qui viennent s'établir en France, se disent de nationalité russe; ce qui mériterait assurément d'être contrôlé, afin que l'autorité puisse prier poliment ces messieurs de rester chez eux, quelle que soit la sympathie des deux nations amies.

Pourquoi ne ferions-nous pas entendre notre voix dans le concert de réclamations qui s'élève de toute part, pour la protection du travail national ? Puisqu'il est reconnu que la plupart des médecins ne peuvent vivre de leur métier; les membres de la corporation médicale n'ont-ils pas droit à l'existence, tout comme les membres des corporations ouvrières !

La France aux Français.

Primo vivere deinde philosophari.

Les Dentistes.

On en est à se demander pourquoi on n'exige pas le diplôme de docteur en médecine de ces spécialistes de la bouche, tout comme des autres spécialistes des yeux et des oreilles, du larynx ou du nez. Les maladies de la bouche n'auraient-elles pas la même importance et la même gravité que les maladies des autres organes? Je ne pense pas qu'il y ait un seul médecin instruit et digne de ce nom, qui ose soutenir une semblable opinion. Est-ce que l'extraction des dents, qui est une opération chirurgicale comme une autre, et qui n'est qu'une intervention radicale *in extremis* (puisque le traitement des maladies des dents comprend une foule de procédés thérapeutiques et opératoires journellement mis en œuvre pour leur conservation), pourquoi, disons-nous, cette opération simple en apparence, et que nous rangeons dans la catégorie des opérations usuelles, ne serait-elle pas exclusivement pratiquée par des médecins instruits, au grand profit des malades et des médecins ? On se le demande, et je vous prie de croire que s'il en était ainsi, vous verriez des docteurs se faire spécialistes et gagner ainsi honorablement leur vie, aux lieu et place de ces artisans exotiques d'un nouveau genre, anglo-américains et cosmopolites pour la plupart, qui exploitent habilement cette branche de l'art de guérir à notre détriment.

Nous connaissons l'objection qu'on ne manque pas de faire en pareil cas : ce sont, dit-on, des mécaniciens qui s'occupent plus spécialement de la prothèse dentaire. A quoi nous répondons que s'il en est ainsi, nous autres docteurs et chirurgiens français, nous saurons faire confectionner par nos habiles fabricants français, les appareils de prothèse dentaire, quand ils nous seront nécessaires, aussi bien que les autres appareils de prothèse.

Depuis quand les broyeurs de couleurs se sont-ils avisé de faire des tableaux de peinture? Ils fournissent la matière à nos artistes, nous demandons que les mécaniciens nous fournissent nos appareils de prothèse et nous saurons les appliquer en toute connaissance de cause.

Il y a là un débouché pour l'activité de nos docteurs français, que nous nous sommes laissé ravir par les étrangers, comme tant d'autres branches de l'industrie nationale.

Caveant consules.

A propos des dentistes, la bonne plaisanterie qu'édicte l'article de la nouvelle loi sur l'exercice de la médecine, lequel stipule que les dentistes devront se faire assister d'un docteur pour pratiquer l'anesthésie générale, comme si l'anesthésie locale n'était pas tout aussi dangereuse, et vous voyez d'ici le rôle de gendarme joué par le docteur; c'est simplement grotesque. Ce qu'il y a de risible, c'est la façon dont les dentistes éludent la loi, c'est bien simple. Ils font entrer dans leur cabinet un client quelconque qu'ils appellent docteur gros comme le bras, et ils comptent au client un louis de plus sur la note; et le tour est joué, et nous aussi.

Les Sages-Femmes.

Nous défions qui que ce soit de nous montrer l'utilité des sages-femmes. Ces femelles prétentieuses, ces matrones ignorantes et entreprenantes, qui ne doutent de rien, qui couvrent le territoire français de leurs enseignes allégoriques, toutes brevetées de 1re classe, font en somme plus de mal que de bien.

Noble dame et grisette,
Adressez-vous ici,
Venez à ma sonnette,
Elle est discrète
Et ma bouche aussi.

Vous, dont l'œil examine
A ma porte un tableau
A la chaste Lucine
Offrant un fruit nouveau,
Si pareil fruit soulève
Votre sein agité,
Venez, je suis élève
De la maternité.

Toute voix qui m'appelle
A droit à mes secours :
Je sers du même zèle
L'hymen et les amours,
Gardienne par le fait,
Des portes de la vie,
J'ouvre quand on me crie :
Le cordon, s'il vous plaît.

Il n'est pas de praticien qui n'ait été appelé à réparer leurs fautes ou les sottises qu'elles commettent journellement, par leur intervention intempestive.

Si elles assistent les parturientes dans les accouchements simples et naturels (et ce sont heureusement les plus nombreux), leur intervention est nulle ; dans le cas contraire, c'est-à-dire dans les cas exceptionnels, dans les accouchements difficiles et compliqués, leur intervention est encore nulle, puisqu'elles ne peuvent rien faire sans l'intervention d'un docteur, de par la loi qui le leur interdit formellement, et aussi pour la bonne raison qu'elles en seraient absolument incapables.

Ne sutor ultra crepidam.

Dira-t-on qu'il y a des secours urgents à donner en pareils cas; mais qui donc est plus capable de les donner, en toute connaissance de cause, que les docteurs en médecine?

Invoquera-t-on l'éloignement des docteurs dans les campagnes, la perte de temps considérable qu'exige la pratique des accouchements? A cela nous répondrons que les docteurs établis dans les campagnes se chargeraient volontiers des accouchements, s'ils étaient rémunérés convenablement, et que ce ne serait pas une perte de temps, que les heures qu'ils y consacreraient, en pareils cas. On nous objectera aussi que beaucoup de familles de prolétaires sont incapables de rémunérer convenablement les docteurs, tandis que les sages-femmes ont, de par leur situation inférieure, des exigences moindres. A cela nous répondrons, que puisqu'on se plaint tant de la dépopulation de la France, il y aurait un moyen bien simple de lutter contre cette dépopulation, ce serait de faire payer par l'Etat, sur les fonds du budget, les dépenses que nécessiteraient les accouchements des femmes indigentes ou ayant des ressources insuffisantes; jamais, ce nous semble, argent ne pourrait être mieux employé; s'il fût jamais une dépense utile et productive, ce serait celle-là; les médecins donneraient des citoyens et des défenseurs à la patrie, ce serait encore le meilleur remède à la dépopulation de la France.

Nous soumettons cette idée aux méditations de nos législateurs, qui pourront dire comme le poëte :

Video meliora probo que
Deteriora sequor.

A propos de la dépopulation de la France que la statistique démontre, des savants, d'ailleurs bien intentionnés, ont jeté le cri d'alarme, en nous faisant concevoir des craintes pour l'avenir de notre pays qui, selon eux, ne serait plus en état de lutter à nombre égal contre les autres puissances européennes, puisque chez celles-ci, la population s'accroît, loin de décroître comme chez nous.

A ce sujet, qu'il nous soit permis d'exprimer ici une opinion personnelle. La dépopulation de la France est un fait très heureux, selon nous ; car avec la misère croissante des villes et des campagnes, avec la stagnation du commerce et de l'industrie et l'anéantissement de l'agriculture ruinée par des impôts écrasants et la concurrence étrangère, on se demande ce qu'il adviendrait, si la population qui a déjà tant de peine à vivre, venait à s'accroître, comme le désirent des esprits théoriques, qui font du sentiment au lieu de voir la réalité.

Quant à l'avenir de la nation française, on peut être tranquille à cet endroit, la prédiction de Napoléon Ier se réalisera tôt ou tard ; il avait dit que dans cinquante ans, l'Europe serait républicaine ou cosaque ; il s'est trompé de date, voilà tout ; mais soyez sûrs que dans cinquante ans, l'Europe étant devenue républicaine, les nations qui la composent, maîtresses de leurs destinées, n'auront pas la moindre envie de guerroyer ; ce sera alors la paix universelle et la fraternité des peuples. Ce ne sera pas encore l'âge d'or rêvé des philosophes, mais ce ne sera plus l'âge de fer que nous subissons actuellement.

Si encore les sages-femmes ne sortaient pas de leurs attributions et ne faisaient pas une concurrence désastreuse aux docteurs, il n'y aurait que demi-mal.

Mais elles agrandissent le domaine restreint de leur pratique, en se mêlant de ce qui ne les regarde pas, sous l'œil protecteur de l'autorité.

En effet, on se demande de quel droit elles s'occupent du traitement des maladies des femmes, spécialité pour laquelle elles doivent avoir à peu près autant de compétence que pour l'art militaire.

Tous les médecins connaissent la multiplication de ces maisons de santé dans lesquelles elles soignent les femmes enceintes, maisons qui ne sont le plus souvent que des usines d'avortements, industrie insalubre et dangereuse au premier chef.

Pour des pensionnaires,
J'ai fait construire exprès
Des réduits solitaires
Dont moi seul ai l'accès,
Plus d'une en est sortie
Pour le nœud nuptial,
La tête refleurie
Du bouquet virginal.

Portant certain bagage,
Agnès dit aux méchants :
Je vais, pour un voyage
Respirer l'air des champs ;
Mais Agnès, bientôt lasse
D'un assez court trajet,
Chez moi se débarrasse
De son petit paquet.

Une marquise intègre
Mit un mulâtre au jour,
Au regard de son nègre,
Moi j'impute le tour.
Rien ne le désespère,
L'époux prend son parti,
Et reçoit comme un père
Cet enfant d'Haïti.

Il n'est pas jusqu'au choix des nourrices qu'elles n'aient pas accaparé :

De fournir la nourrice
Je me fais une loi,
A l'église le suisse
Tient l'enfant avec moi,
Le vicaire et le maire
Me nomment galamment
La première commère
De l'arrondissement.

Et cependant c'est l'affaire des médecins de voir les tétons des nourrices, a dit Sganarelle.

Que dis-je! Il n'est pas jusqu'à la pratique de la vaccination dont elles se sont emparées à notre détriment, distribuant ainsi libéralement les germes infectieux des maladies les plus redoutables; témoins des épidémies de syphilis et de fièvre puerpérale ainsi disséminées sur de vastes régions.

Quand il y aurait un moyen si simple de propager les bienfaits de la vaccine, au moyen d'une loi qui la rendrait obligatoire et gratuite et en faisant payer par le budget de l'Etat, les honoraires des médecins vaccinateurs, au lieu de distribuer des médailles en chocolat, à ces matrones ignorantes et dangereuses.

Les Femmes-Médecins.

Nous sommes de l'avis du bon Lafontaine.

> Je ne suis pas de ceux qui disent ce n'est rien
> C'est une femme qui se noie.
> Je dis que c'est beaucoup ; et ce sexe vaut bien
> Que nous le regrettions, puisqu'il fait notre joie.

Seulement, dans le cas actuel, il pourrait bien faire notre désespoir.

Comme si le nombre des parasites de la médecine n'était pas assez grand, une nouvelle espèce a fait éclosion depuis quelques années ; espèce exotique, il faut le reconnaître; mais qui tend à s'acclimater en France, milieu peu favorable jusqu'ici à sa propagation.

S'il y a quelques trente ans, on eut parlé du sexe du médecin en France, on se serait contenté de répondre, comme les membres des conciles, au moyen âge, aux séances d'intronisation : *Duos habet testes et bene pendentes.* On n'eût jamais songé qu'un individu du sexe féminin pût revendiquer le droit à l'exercice de la médecine, sous les vêtements de son sexe.

Quantum mutatus ab illo tempore.

Les temps sont changés et les mœurs aussi ;

O tempora, ô mores!

Les sociétés, comme les nations, se sont transformées ; l'anglomanie a fait des victimes en France, et il s'est trouvé des femmes, *Horresco referens*, demandant à entrer dans nos rangs pour combattre à nos côtés ; et qui pis est, il s'est rencontré des jurys d'examens pour les agréer, *proh pudor* !

Heureusement que le bons sens, qui ne perd jamais

ses droits dans notre pays, et le bon goût de nos compatriotes feront justice de ces prétentions déplacées.

Comme en France, tout se termine par des chansons, qu'on me permette de citer la suivante, intitulée *une médecine* :

REFRAIN.

Ah ! plaignez, plaignez mon destin,
Mon épouse pour nos chagrins,
S'est fait recevoir médecin.
Mon malheur est intolérable,
Épouvantable, irréparable,
Implacable, incommensurable...
Ah ! plaignez, plaignez mon destin,
J'ai pour épouse un médecin.

1er Couplet.

J'avais rêvé pour mon ménage
Un ange bien doux, bien mignon,
Une épouse qui me ménage
Et me dorlotte dans du coton,
Mais au contraire, elle me taquine
Et ne cesse de me canuler...
Sous le prétexte qu'elle est médecine,
Elle veut toujours me faire aller.

2e Couplet.

Je comprends que dans la journée
Elle s'absente fréquemment
Et qu'elle fasse sa tournée
Avec zèle, avec dévouement.
Il ne faut laisser mourrir personne..
Mais ce qui cause mon ennui,
Ce qui m'agace, c'est quand on sonne
Pour la faire sortir la nuit.

3e Couplet.

Très nombreuse est sa clientèle,
Elle a des malades partout :
A Vaugirard, à la Chapelle,
Aux Batignolles, à St-Cloud.
Mais ses nombreuses promenades,
Eveillent enfin mes soupçons,
Car la plupart de ses malades
Ne sont pas des femmes, mais des garçons !

Quel dommage que Béranger et Nadaud ne soient plus de ce monde, ils auraient pu continuer la chanson.

Mais laissons là ce badinage.

Claudite jam rivos pueri,
Et paulo majora canamus

Molière a dit : Les femmes docteurs ne sont pas de mon goût. Que dirait aujourd'hui notre immortel Génie ! Quel joli titre de comédie que les *Femmes médecins*.

Le portrait suivant de l'étudiante en médecine, que nous donne A. Monier, dans *Ève et ses incarnations* n'est pas fait pour rendre la chose attrayante.

Elle est laide, elle le sait, son front haut et luisant
Est bombé comme un dôme à forme asiatique.
Elle a pour toute femme un regard méprisant,
Elle aime son métier d'une façon cynique.

Elle sera docteur, mais n'est pour le présent
Que carabin fidèle à l'école pratique.
En rentrant chaque soir, sa mère en la baisant,
Hume de ses cheveux l'odeur cadavérique :
Le destin la doua d'un aplomb sans égal ;
De tout savoir elle a comme un besoin fatal.
Sa spécialité sera la chirurgie :

Disséquer, disséquer, voilà son idéal;
A la voir on dirait que sa lèvre rougie
Est celle d'une goule au milieu de l'orgie.

Laissons la femme française, être délicat et charmant, remplir son rôle d'épouse et de mère, rester la compagne dévouée de l'homme, dans la bonne comme dans la mauvaise fortune, donner à la France des citoyens libres et à la patrie de vigoureux défenseurs.

Il me semble que ce rôle est assez beau et assez noble pour qu'elle doive s'en contenter.

Cette innovation qui touche autant à la grande question de l'émancipation de la femme qu'à l'organisation de la médecine, a laissé indifférents les pouvoirs publics, c'est à tort, selon nous; toutes les questions sociales sont connexes et sont dignes de l'attention des législateurs.

Le citoyen français émancipé par la révolution doit être jaloux de ses droits et doit les conserver intacts, sans les partager avec qui que ce soit, de peur de les amoindrir.

Les partisans de l'émancipation de la femme, qui sont obligés d'accepter la doctrine avec toutes ses conséquences, soutiennent à l'appui de leur thèse, que la femme médecin se confinera dans la pratique de certaines spécialités telles que, maladies des femmes, des enfants, accouchements ou autres, plus appropriées aux facultés de leur sexe, ce qui est loin d'être démontré. Ils ne veulent pas convenir qu'avant d'en arriver là, la femme médecin aura dû faire des études générales et complètes, qui embrassent toutes les branches de l'art de guérir, et pour cela avoir fait preuve de toutes les qualités inhérentes au sexe masculin et indispensables à notre rude profession, qualités dont les principales sont, si je ne me trompe : la force, l'activité, le courage, l'énergie, l'indépendance de caractère, le jugement, l'autorité, la fermeté, le travail.

Est-ce à dire que tous les hommes médecins possèdent ces qualités, évidemment non ; mais elles se rencontrent plus communément dans le sexe masculin, dont elles sont pour ainsi dire l'apanage, que dans le sexe féminin, avec lequel elles paraissent être en contradiction. La nature, en effet, a dévolu à l'homme un rôle prépondérant dans la société :

Du côté de la barbe est la toute-puissance.

Et vouloir forcer la nature humaine ne sert à rien, la nature reprend toujours ses droits :

Chassez le naturel, il revient au galop,

a dit Lafontaine.

Examinons les unes après les autres ces diverses qualités :

La force : La force, il me semble, appartient au sexe fort et la faiblesse au sexe faible, et pour être bon médecin, il faut être fort, dans toute l'expression du terme, en le prenant dans le sens primitif qu'il a, en latin, *fortis*.

L'activité: La profession médicale exige le déploiement d'une grande activité physique et intellectuelle à laquelle les organismes les plus robustes et les mieux trempés succombent souvent, à plus forte raison, le frêle organisme de la femme y résistera encore moins.

Le courage: Le courage, sous quelque forme qu'on l'envisage, dans toutes ses manifestations, est une mâle vertu qu'on ne peut exiger du système nerveux trop impressionnable de la femme, qui s'affaise trop facilement en face des évènements graves et imprévus.

L'énergie : L'énergie si nécessaire au médecin dans l'exercice de ses fonctions, soit qu'il ait à faire prévaloir ses idées auprès des pouvoirs publics qui invoquent ses lumières ; soit qu'il ait à dicter ses ordonnances à des individus ou à des collectivités ignorantes et imbues de préjugés, l'énergie, dis-je, ne saurait être exigée de la femme médecin en pareilles circonstances ; l'intimidation dont on use si souvent à notre égard, pour étouffer notre voix, lors que nous proposons des mesures d'ordre public, qui heurtent des intérêts privés, aura toujours trop de prise sur un être timoré aussi facile à intimider que la femme.

L'indépendance de caractère : Cette qualité si rare de nos jours où l'abaissement des caractères est devenu pour ainsi dire, la règle de conduite d'une foule d'ambitieux, courtisans empressés du pouvoir, nous paraît indispensable au médecin, qui ne doit puiser l'inspiration de ses actes que dans la conscience de l'homme libre, nous paraît peu compatible avec l'indécision du caractère ondoyant et divers de la femme.

Le jugement : Le jugement n'est pas précisément la qualité dominante de la femme. Son imagination, la folle du logis, comme l'appellent les philosophes, aura toujours le pas sur le jugement dans tous les actes de la femme; la vie sociale nous en donne tous les jours la preuve.

L'autorité: L'autorité acceptée de bon gré ou imposée par la force, ne pourra jamais émaner de la femme, qui ne possède jusqu'à présent, aucun de ses attributs dans l'organisation actuelle de la société, et il est des cas assez nombreux où le médecin est obligé de faire respecter son autorité, soit comme chef de service dans un hôpital ou une ambulance, soit comme délégué dans un congrès sanitaire, soit, comme représentant de la science dans une commission administrative ou autre.

La fermeté: La fermeté est une mâle vertu, quoiqu'on en dise, et l'histoire fourmille d'une foule de traits où le médecin, par son attitude ferme et inébranlable, a su braver les châtiments et la mort pour le triomphe de la vérité. Les martyrs de la science compteront toujours plus d'hommes que de femmes.

Le travail: La somme de travail que fournit le médecin dans certaines circonstances de sa vie professionnelle, dépasse souvent les limites des forces humaines, soit en temps d'épidémies, soit aux armées, en temps de guerre, soit chez certaines peuplades à demi-civilisées où les conditions de la vie sont autrement pénibles qu'en France. Nos médecins de la marine nous en fournissent d'assez nombreux exemples, dans les contrées lointaines, en Asie, en Afrique ou en Océanie.

Aujourd'hui, qu'en France, les législateurs s'ingénient au nom de l'hygiène, à limiter les heures de travail des fémmes dans l'industrie, il nous paraît difficile de refuser aux unes ce qu'on accorde si généreusement aux autres.

En conséquence, il nous paraît rationnel d'interdire la profession médicale aux femmes pour les mêmes motifs, au nom de l'hygiène.

Toutes ces raisons et bien d'autres encore, qu'il serait trop long d'énumérer, nous paraissent militer à l'appui de notre thèse, l'exclusion de la femme de la profession médicale.

Mais il y a, ce nous semble, une raison majeure qui devrait éloigner la femme de notre profession, c'est la manipulation des cadavres dans les amphithéâtres, indispensable aux études médicales, c'est aussi le contact des malades ou des blessés atteints de maladies infectieuses ou de plaies hideuses qui doivent offusquer péniblement les sens délicats de la femme ou sa sensibilité exquise. C'est encore ce contact des deux sexes qui ne laisse pas que d'avoir de graves inconvients pour la pudeur de la femme, si facile à effaroucher, contact qui, dans certains cas, a autant d'inconvénients pour un sexe que pour l'autre. Il faut admettre alors que la femme dépouillant tous les attributs de son sexe, devient un être hybride, ni homme ni femme, pas même auvergnat. Il y a longtemps que le bon sens et la délicatesse proverbiale des Français ont fait justice d'une semblable aberration.

Les Pharmaciens.

On a défini l'ancien apothicaire un industriel qui rit beaucoup de la morgue du médecin, et qui est plein de mépris pour l'herboriste.

Le pharmacien, animal *malefaciens et lucrans mirabiliter*, comme l'a défini je ne sais plus quel auteur, pullule en France, d'une façon inquiétante, autant pour l'avenir de cette honorable corporation que pour les intérêts des malades. Il n'y a pas de rues un peu commerçantes, dans les villes plus ou moins importantes en France, qui ne soient ornées de boutiques flamboyantes d'apothicaires. Et comme leur nombre excède de beaucoup les besoins des populations, ces Messieurs ne peuvent plus se contenter pour vivre de rester dans leur rôle, en exécutant comme autrefois les ordonnances des médecins ; ils se sont imaginés alors, à se créer d'autres moyens d'existence, et ont imaginé ces innombrables spécialités pharmaceutiques (il y en a plusieurs pour chaque maladie) ; et le client n'a que l'embarras du choix (il y en a pour tous les goûts et pour toutes les bourses) ; le malade n'a plus besoin de consulter un médecin, il n'a qu'à lire la notice qui accompagne invariablement chaque spécialité, et il croit en savoir autant que lui. Que si le client n'était pas satisfait, le pharmacien n'est pas embarrassé pour si peu, il lui donne une consultation gratuite, et lui délivre les médicaments nécessaires, qui, s'ils ne le guérissent pas, ont du moins un résultat infaillible, celui d'alléger sa bourse.

Je ne parle pas du pharmacien dont l'arrière boutique recèle comme accessoire, un médecin diplômé, lequel délivre des consultations gratuites et dont les ordonnances sont arrêtées au comptoir du pharmacien, celui-ci du moins sauve les apparences et est en règle avec la loi, sinon avec sa conscience. Il me paraît difficile, pour ne pas dire impossible, d'empêcher ce honteux trafic, qui n'est que l'exploitation de la crédulité publique.

Le médecin a beaucoup d'ennemis qui lui suscitent bien des difficultés, dans l'exercice déjà si difficile de sa profession, mais nous comptons les pharmaciens parmi les plus dangereux. Nous n'irons pas jusqu'à demander leur suppression, comme quelques-uns d'entre nous l'ont insinué ; la corporation des pharmaciens est trop importante de par sa puissance financière, autant que par ses opinions démocratiques qui en font un des plus fermes soutiens du gouvernement républicain.

C'est une réforme radicale qui n'aurait aucune chance d'aboutir, et puis nous devons avouer que les docteurs les remplaceraient difficilement, ceux-ci n'ayant généralement aucune aptitude commerciale, seraient sûrs et certains, avec les tendances de leur esprit, de faire faillite rapidement, ce serait le monde renversé ; ils se feraient exploiter radicalement par leurs clients, au lieu de les exploiter.

Il n'est pas jusqu'à l'herboriste, cette manière d'apothicaire, qui ne fasse une concurrence au médecin, concurrence désastreuse pour ce dernier, comme pour la santé publique. Et dire qu'à la fin du XIXe siècle, cette institution surannée existe encore et est plus florissante que la médecine !

Les Religieux.

In caudâ venenum.

Les religieux de tout ordre, de toute robe et de tout sexe, qui exploitent si habilement l'ignorance et la crédulité publiques, et dont la toute-puissance, bien que battue en brèche, depuis que les bienfaits de l'instruction générale se sont répandus en France, luttent victorieusement et triompheront longtemps encore de tous les obstacles ; les religieux, disons-nous, sous couleur de charité, n'ont pas manqué d'exploiter la médecine. Sous prétexte de consolations à apporter aux malades, et pour les aider à bien mourir, selon leur expression favorite, nous autres médecins qui avons tant de peine à les aider à bien vivre, ils s'installent au chevet des malades, et malheur au médecin qui n'est pas assez hypocrite pour accepter leurs conseils, les approuver et leur faciliter leur propagande religieuse, celui-ci, alors, n'a qu'à se retirer et leur céder la place, toute résistance serait inutile de sa part; il a désormais perdu la confiance du malade, tous ses actes seront critiqués, mal interprétés et la défaveur le poursuivra jusque dans sa retraite.

Tantæ ne animis cœlestibus iræ

a dit Virgile.

Tant de fiel entre-t-il dans l'âme des devôts

a dit Boileau.

Les exemples sont nombreux de médecins qui ont été obligés de quitter leur poste à cause de l'hostilité systématique des religieux, s'ils n'ont pas voulu supporter leur ingérence dans un domaine qui leur appartient exclusivement à eux, médecins.

L'histoire des sœurs et des aumôniers dans les hôpitaux en est une preuve assez démonstrative. Nous avons vu dans certaines localités de nos provinces, encore inféodées au cléricalisme, des médecins auxquels l'exercice de leur profession a été rendu impraticable parce qu'ils n'ont pas voulu conférer avec un curé ou une religieuse, qui avaient la prétention de discuter un traitement ou une intervention chirurgicale, ou bien encore de fournir des médicaments ayant selon eux, une efficacité incontestable.

« Que chacun se mêle de ce qui le regarde, et les vaches seront bien gardées », dit un proverbe populaire. Malheureusement, la loi ne nous protège pas suffisamment. Et puis, le médecin, éclectique de sa nature, ne cherche pas à faire de propagande, il respecte toutes les opinions et ne saurait lutter contre les corporations religieuses qui, elles, bien armées pour la lutte, soutenues par les puissants de la terre, font une propagande effrénée pour le triomphe de leurs idées.

N'y a-t-il pas un proverbe qui dit :

> Dieu prodigue ses biens
> A ceux qui font vœu d'être siens.

D'où nous concluons que la profession médicale étant envahie par d'innombrables parasites, la médication parasiticide devrait être mise en œuvre, pour l'en débarrasser. Le meilleur procédé de cette médication serait, sans aucun doute, l'application rigoureuse de la loi sur l'exercice de la médecine qui, toute défectueuse qu'elle est, arme suffisamment les pouvoirs publics, si ceux-ci ne nous opposaient le plus souvent une force d'inertie, qui ressemble fort à une connivence avec nos pires ennemis.

CHAPITRE III

CATÉGORIES DE MÉDECINS

Médecins des Villes. — Médecins spécialistes. — Médecins des Campagnes. — Médecins des Eaux.

1° Médecins des Villes.

J.-J. Rousseau a dit en parlant des médecins : Il n'y a pas d'état qui exige plus d'étude que le leur ; par tous les pays, ce sont les hommes les plus véritablement utiles et savants.

Les Commandements du Médecin.

De grand matin te lèveras
Et sortiras pédestrement.
Les étages tu monteras
Et descendras péniblement.
Les malades visiteras
Et drogueras amplement.
Sans quoi leur estime perdras,
Celle des potards mêmement.
De tes clients tu ne tueras
Que les mauvais rapidement.
Une fois l'an tu remettras
Tes notes ponctuellement.
Puis aussitôt tu recevras
Des reproches abondamment.
Mais tes fournisseurs tu devras
Acquitter intégralement.

De tes confrères tu diras
Le plus de mal adroitement.
A la nature attribueras
Tes échecs uniquement,
Et pour toi seul réserveras
Tous les succès modestement.
Parents, amis négligeras
Et ta femme pareillement,
Car dehors la nuit passeras
Pour une couche fréquemment.
Courbaturé tu rentreras
Et repartiras prestement.
Quant aux repas, tu les prendras
Si tu le peux et vivement.
Pour distractions entendras
Gémir sans cesse amèrement.
Les excréments inspecteras
Toujours méticuleusement.
D'autres odeurs respireras
Sans sourciller visiblement.
De la vermine amasseras
Plus que de rentes sûrement.
C'est ainsi que tu passeras
Tous tes jours agréablement.

Les médecins des villes sont beaucoup trop nombreux ; il n'y a qu'à consulter les annuaires de statistique médicale, pour voir que dans la plupart des villes, il y en a dix où il n'en faudrait qu'un. Il s'ensuit que sur ces dix, il y en a un qui travaille, et neuf autres qui le regardent faire, en attendant que sa place devienne vacante.

Il y a, à cet état de choses, plusieurs raisons : l'affluence des médecins vers les villes tient à ce que l'exercice de notre art dans les campagnes n'étant pas assez rémunérateur pour y attirer et y retenir les praticiens, ceux-ci desertent les campagnes, pour la même raison que les ouvriers agricoles abandonnent les champs pour la ville, où les salaires sont plus élevés et où l'existence est plus confortable, toutes choses égales d'ailleurs.

C'est à notre avis, la principale raison; il y en a assurément beaucoup d'autres, que nous n'avons pas la prétention d'énumérer. Il ne faudrait pas croire, en effet, que les dépenses pour le médecin soient moindres à la campagne qu'à la ville. Il n'y a pas, en réalité, grande différence, les facilités de communication ayant égalisé le prix des denrées sur tous les marchés du territoire.

En outre, s'il faut bien admettre que le prix des logements est moins élevé au village qu'à la ville, il y a une compensation en ce sens que le médecin de campagne est généralement obligé d'avoir un cheval dont les frais d'entretien sont toujours très élevés, frais que n'a pas son confrère de la ville, qui souvent peut s'en passer, sans compter les autres avantages qu'offre pour un médecin, le séjour des villes, où il n'a affaire qu'à la clientèle payante, les malades indigents ayant les hôpitaux à leur disposition, dans lesquels ils reçoivent des soins gratuits. Les médecins pères de famille ont, en outre, plus de facilités pour faire instruire leurs enfants, ayant à leur portée les établissements d'instruction.

Dans un autre ordre d'idées, les deux milieux ne sont pas comparables : le médecin peut trouver dans les villes, ce qu'on est convenu d'appeler l'élite de la société, c'est-à-dire des individus sociables, avec lesquels il peut avoir des relations plus agréables qu'avec les populations rurales, grossières et arriérées, uniquement préoccupées de leurs intérêts matériels, et généralement jalouses de toutes les supériorités ; populations pour lesquelles tous les sentiments nobles et élevés sont lettre morte.

2° *Médecins spécialistes.*

Non omnia possumus omnes

a dit Virgile;

Nous ne pouvons avoir toutes les aptitudes.

Les spécialités en médecine ont donné lieu à des controverses nombreuses et passionnées, et il me paraît inutile de tenter un plaidoyer en leur faveur; la cause me paraît entendue.

La grande loi de la division du travail dans l'industrie, à laquelle nul ne peut se soustraire, s'applique aussi bien à la pratique de la médecine qu'aux autres professions, à la condition, bien entendu, que le médecin spécialiste soit docteur en médecine et ait fait des études médicales aussi complètes que qui que ce soit. Il pourra alors, en prolongeant ses études et en étudiant à fond une spécialité de son choix, rendre de véritables services aux malades qui se confieront à lui et se créer une situation souvent digne d'envie.

L'école de Paris, avec ses hôpitaux spéciaux, ses cliniques incomparables et ses maîtres renommés, est encore pour les spécialistes, la première école du monde, quoiqu'en disent des médecins français qui dans leur manie de dénigrement systématique d'eux-mêmes, nous vantent l'enseignement de l'étranger, à la grande joie de nos ennemis et au grand détriment de la France. Je sais bien qu'on a essayé de nous faire croire que la science n'a pas de patrie, et qu'elle n'a d'autres frontières que celles qui séparent l'erreur de la vérité.

Quant à moi, je tiens la science médicale française pour la première du monde, et nos professeurs de l'école de Paris pour des maîtres incomparables. Les grands cliniciens français qui ont porté si loin le renom de la science française, les Dupuytren, Cruveilhier, Velpeau, Nélaton, Bouillaud, Andral, Trousseau, Charcot, pour ne citer que les noms les plus connus, resteront toujours des modèles qu'on pourra imiter, mais qu'on ne saurait surpasser. Ils ont formé des élèves qui sont devenus des médecins praticiens dans toute la force du terme, c'est-à-dire avant tout, des cliniciens, qu'on reconnaît au lit des malades, comme on reconnaît le maçon au pied du mur.

Laissons les Allemands à la recherche des infiniments petits, nous autres Français, continuons à faire des diagnostics exacts et des traitements rationnels.

3° *Médecins des Campagnes.*

Loin du bruit des cités, du tumulte des camps,
Feuilletant ses journaux en parcourant ses champs,
Sans luxe et sans éclat, le rustique esculape,
Laborieusement accomplit son étape.
On le voit nuit et jour, et l'hiver et l'été,
Visiter ses clients sur son normand monté.
Bravant également et la neige et l'orage,
Transporter avec lui son classique bagage.
Ignorant la réclame et les moyens divers
De guérir les pieds bots, d'enlever les cancers,
De redresser les yeux, de fondre la gravelle,
Et de broyer la pierre aux traitements rebelle.
Laissant ces procédés aux savants spéciaux,
Il ne devra pas moins connaître leurs travaux.

Pour suffire aux besoins de sa rude pratique,
Il faut qu'il soit doué d'un zèle hippocratique.
Qu'il soit en même temps médecin, accoucheur,
Dentiste, pharmacien, adroit opérateur,
N'ayant d'autre désir que celui de bien faire.
Que de fois il n'a su recevoir son salaire.
Pour toute alternative, il doit pour son prochain,
Succomber de fatigue ou bien mourir de faim.
Le public est pour nous un juge incompétent,
Presque toujours ingrat et changeant très souvent.
Aimant l'homme qui sait flatter tous ses caprices,
Qu'il soit savant ou non, loyal ou plein de vices.
L'avis n'est pas nouveau, mais rappelons-nous bien
Qu'au village notre art ne nous rapporte rien.
Qu'après plus de trente ans d'une pratique ardente,
Jamais on n'a gagné douze cents francs de rente.
Qu'à l'heure du repos, découragé, confus,
Plus d'un regrette encore les écus qu'il n'a plus.

Les gens du monde s'imaginent que la valeur du médecin est en raison directe du nombre des habitants de la ville qu'il habite.

De tous les préjugés qui ont cours à notre égard, c'est assurément le plus tenace, parce que le public y a un intérêt majeur; c'est en effet une raison pour lui d'honorer beaucoup moins le médecin, et il ne manque pas de la faire valoir en toute circonstance.

Il nous paraît puéril d'essayer de réfuter une pareille proposition: la science ne fait rien à l'affaire, c'est généralement une question d'intérêt qui détermine le médecin dans le choix de sa résidence et ce sont les nécessités de la vie qui, le plus souvent, le condamnent à cet exil volontaire.

Fortunatos nimium sua si bona novint agricolas?

Il n'y a plus personne aujourd'hui qui soit de l'avis de Virgile. Le bonheur des campagnards est tel, qu'ils désertent en masse leurs villages pour aller à la ville, ou pour s'expatrier ; la détresse de l'agriculture est telle qu'elle est de plus en plus abandonnée, étant devenue incapable de nourrir ceux qui s'y adonnent. Le chiffre des émigrants s'accroît tous les jours; il suffit d'avoir parcouru l'Algérie, la Tunisie, pour y voir des villages entiers composés uniquement de colons du Sud-Est de la France: il en est de même dans certaines parties de l'Amérique du Sud, dans la République Argentine, notamment, où nos compatriotes les basques français sont en majorité.

Le médecin des campagnes suit le mouvement et déserte de plus en plus ces campagnes inhospitalières, où la population se raréfie, et où la misère étale toutes ses horreurs.

Il est évident que les puissants du jour, que les bourgeois repus, qui ne connaissent pas les misères sociales, ne veulent pas convenir de cet état de choses ; pour eux, tout est pour le mieux dans la meilleure des républiques, mais le médecin des campagnes, qui est un bon observateur, est mieux placé que qui que ce soit pour connaître la situation et apprécier sainement les choses.

Cette situation ne pourra prendre fin que lorsque, dans un avenir plus ou moins éloigné, l'agriculture comme le reste, se sera transformée et aux pratiques routinières de nos pères, aura substitué les perfectionnements de la science moderne, qui seule, peut procurer à l'industrie agricole organisée par des associations financières, sur le modèle des associations du commerce ou de l'industrie proprement dite.

Alors seulement, le médecin des campagnes pourra vivre de son métier, au milieu d'ouvriers agricoles dont les salaires seront aussi élevés que ceux des ouvriers de l'industrie des villes.

Nous n'essaierons pas d'esquisser le portrait du médecin des campagnes, d'autres l'ont fait avant nous beaucoup mieux que nous ne pourrions le faire nous-même.

Il faut avouer cependant que ce type s'est transformé comme les autres, au point qu'il serait aujourd'hui méconnaissable.

Le temps n'est plus où on pouvait tracer du médecin le portrait suivant :

> Affecter un air pédantesque,
> Cracher du grec et du latin,
> Longue perruque, habit grotesque,
> De la fourrure et du satin.
> Tout cela réuni fait presque
> Ce qu'on appelle un médecin.

Le nouveau type, en effet, ne ressemble plus à l'ancien ; vous ne rencontrerez plus dans nos campagnes, comme autrefois, le vénérable docteur monté sur un cheval apocalyptique, chevauchant par monts et par vaux, le chef couvert d'un immense feutre, un vaste manteau sur ses épaules, les fontes de sa selle munies, l'une des instruments ordinaires de torture, le forceps, la clef de Garengeot et le lancetier ; l'autre des médicaments d'urgence, tels que ergot de seigle, grains d'émétique, perchlorure de fer, paquets de quinine ou pilules d'opium.

Le praticien moderne est un autre type dédaignant la monture relativement lente de nos pères ; il emploie la machine plus commode avec les nouvelles voies de communication, et c'est, courbé sur un vélocipède, qu'il parcourt les campagnes avec la rapidité d'un oiseau, muni d'une boîte de médicaments, véritable pharmacie portative, qui, sous le plus petit volume, peut parer à tous les maux ; la médecine dosimétrique ayant réduit les médicaments à leur plus petit volume, le nouveau système présente plusieurs avantages, entre autre celui d'être rapide, économique, démocratique et même hygiénique. C'est assurément moins pittoresque; mais le proverbe anglais est devenu français: Le temps c'est de l'argent.

Une pauvreté noble et laborieuse est l'état normal du médecin de campagne.

4° *Médecins des Eaux.*

Séjour heureux des monts et des cascades !
J'ai vu par toi s'éloigner les chagrins ;
J'ai vu bien mieux, comme des camarades,
J'ai vu chez toi, vivre les médecins.

Les eaux, dit-on, c'est la Californie,
Chaque confrère y trouve un lingot d'or.
Jeunes docteurs, croyant la route unie,
Aux stations vous prenez votre essor.
Mais vous verrez souvent que la fortune
A vos pieds nus ne met que des sabots ;
Pour le soleil vous avez pris la lune.
Quel triste effet des eaux.

Le médecin des eaux est un type à part, c'est un aristocrate dans notre démocratie. La saison thermale, durant en général quatre mois, il faut que le médecin des eaux soit un favorisé de la fortune, pour pouvoir vivre sans rien faire les deux autres tiers de l'année, à moins qu'il exerce ailleurs, le reste de l'année, ce qui est exceptionnel, ou que la recette d'une saison équivale à celle d'une année entière, ce qui me paraît problématique; mais ce n'est pas impossible, paraît-il.

Quoi qu'il en soit, la France étant le pays le plus riche en sources thermo-minérales, dont un grand nombre sont du reste inexploitées, par suite de la modestie du corps médical français, qui, par délicatesse, n'use que très modérément de la publicité, vulgo-réclame, cependant indispensable aujourd'hui, la France, dis-je, possède corrélativement un grand nombre de médecins des eaux, pour lesquels l'hydrologie médicale n'a pas de secrets.

> L'hydropathie encor est un moyen commode,
> Les eaux, les bains de mer seront longtemps de mode.
> Le médecin des eaux doit être un élégant,
> Toujours vêtu de noir, et cravaté de blanc.
> Du sexe il préviendra jusqu'aux moindres caprices:
> Les nerfs, pamoisons, innocents artifices,
> Pour engourdir le mal, il doit connaître tout,
> Les modes, les romans, Ristori, Scribe, About,

Passons du doux au grave, du plaisant au sévère *Paulo, majora canamus*, comme disait Virgile :

Le docteur Dechambre (*loco citato*), émet une opinion tout au moins erronée, en ce qui concerne l'application de l'hydrologie médicale.

Cet auteur en parle comme d'un moyen de traitement dont on ne voit guère les application dans le cours des études, parce qu'il est peu usité dans les hôpitaux.

Nous nous permettrons de faire remarquer que tous ceux qui ont fréquenté les hôpitaux civils de Paris, ont vu au contraire, nos maîtres faire un usage rationnel des diverses eaux minérales, dont ils avaient bien soin d'enseigner les indications thérapeutiques.

Une autre preuve incontestable de ce que nous avançons, c'est la statistique annuelle de l'administration générale de l'assistance publique à Paris, qui donne le chiffre exact des quantités d'eaux minérales dépensées dans ses hôpitaux. On y peut voir qu'elles entrent pour une bonne part dans la consommation générale, au chapitre des divers agents de la matière médicale.

Le même auteur ajoute : « Ce qu'on en a entendu dire dans la chaire, quand d'aventure on en a parlé, ne peut guère rester dans la mémoire et de plus il s'agit d un moyen dont l'emploi sera fait en grande partie loin du médecin même qui l'aura prescrit. »

Il en résulterait, d'après le docteur Dechambre, que la majorité des médecins praticiens ignore le maniement de ces précieux agents de la thérapeutique. Il faut admettre alors que nous jonglons avec les eaux minérales comme de vulgaires acrobates ; comme c'est flatteur pour ces pauvres médecins praticiens ; ce n'est pas précisément le moyen d'inspirer confiance aux clients.

Et les médecins consultants des stations thermales ne comptent donc pour rien dans cette appréciation ; ne sont-ils pas créés et mis au monde justement pour diriger la cure des malades que nous leur adressons, en toute connaissance de cause.

Et depuis quand l'enseignement de la Faculté de médecine de Paris s'est-il désintéressé de l'hydrologie médicale ? Est-ce que le regretté professeur Gubler n'a pas consacré de savantes leçons dans sa chaire de thérapeutique et matière médicale à faire connaître les richesses hydro-minérales de la France et la manière de s'en servir, comme on dit en pharmacologie ?

Est-ce que le docteur Durand-Fardel, avec sa grande compétence dans la question, n'a pas consacré son cours de l'école pratique de la Faculté de médecine de Paris à enseigner cette branche importante de la thérapeutique ?

Quant au conseil que donne le docteur Dechambre aux médecins, de visiter les stations thermales pour fournir aux familles les renseignements indispensables, nous estimons que ces familles si intéressantes, ses clients fortunés probablement, n'ont qu'à s'adresser aux agences de renseignements, aux agences de voyages, industrie à laquelle je serais désolé, pour ma part, de faire la moindre concurrence.

Nous croyons le conseil peu pratique. Voyez-vous le jeune docteur tout frais émoulu, éreinté, physiquement, intellectuellement et moralement, après avoir dépensé ses forces et son patrimoine pour décrocher le cher diplôme de docteur, être obligé d'entreprendre à ses frais un voyage de circumnavigation autour de la France, pour en visiter les principales stations thermales.

Point n'est besoin de ce surcroit de fatigues et de dépenses, le docteur réellement instruit, connait suffisamment les indications thérapeutiques des eaux minérales, et peu lui importe le genre de séduction que renferme telle ou telle station thermale, il lui suffit de poser nettement l'indication thérapeutique, et Dieu merci, les docteurs français la connaissent ; ils n'ont rien à envier sous ce rapport, comme sous beaucoup d'autres, aux médecins étrangers, qui ont envahi la France à nos dépens.

Pour résussir dans cette partie, il faut un certain nombre de qualités extra-médicales qui ne sont pas à la portée de tout le monde ; de celles-là, nous ne parlerons pas ; il est évident qu'un médecin répandu dans la haute société, l'habit orné de décorations multicolores, aura plus de chances de succès qu'un médecin modeste qui vit plus à l'écart. Néanmoins, une chose indispensable, c'est l'amitié des grands, qu'on obtient le plus souvent en chantant sur tous les tons, les louanges des pontifes médicaux dont on brigue la recommandation.

Il y a des gens serviles dans toutes les professions ; et s'abaisser au rôle de courtisan, n'est pas du goût de tout le monde ; le courtisan n'est qu'un mendiant qui a fait de sa conscience une sébile.

Le fonctionnarisme en France a atteint un tel développement, il a pris des proportions telles que l'administration, favorisant cette douce manie, a institué des médecins inspecteurs des eaux minérales, dont l'utilité très contestable a été niée par les médecins des stations thermales.

Nous n'entrerons pas dans la discussion qu'ils ont soulevée à ce sujet. Nous nous étonnons seulement d'une chose, c'est que si, comme le prétend l'administration, les rapports médicaux desdits médecins inspecteurs sont si lumineux, elle les mette sous le boisseau au lieu de s'en servir pour éclairer le public.

En outre, nous nous demandons pourquoi la suppression des médecins inspecteurs étant décidée en principe, cette décision administrative n'a pas force de loi, et comment il se fait qu'il y ait encore des médecins parés de ce titre, ou bien, nouvelle ironie, ornés du titre équivalent de médecins inspecteurs honoraires. Il serait temps, ce nous semble, de faire disparaître cette anomalie, en même temps que cette dénomination subtile, qui choque le bon sens et qui a pour conséquence de laisser croire au public, grand admirateur de l'administration, que les médecins inspecteurs ont des titres supérieurs à ceux de leurs collègues qui ne sont pas marqués de l'estampille officielle.

Cependant, la presse extra-médicale, qui, en général, rend de si utiles services, en dévoilant de réels abus, n'a pas manqué d'appeler l'attention des pouvoirs publics sur cette situation.

Il appartient au corps médical tout entier de faire disparaître cette organisation d'un autre âge, qui, en somme, lui a procuré plus d'inconvénients que d'avantages, en favorisant quelques privilégiés au détriment du plus grand nombre.

CHAPITRE IV

MÉDECINS DES ADMINISTRATIONS

COMPRENANT LES MÉDECINS DES

Ministères. — Souverains. — Hôpitaux et Hospices. — Établissements d'Aliénés. — Lycées et Collèges. — Services sanitaires. — Prisons — Sociétés de secours mutuels. — Douanes. — Octrois. — Pompiers. — Gendarmerie. — Enfants assistés. — Service de la Justice. — Compagnies de Chemins de fer. — Industrie privée.

GÉNÉRALITÉS.

Avant d'aborder ce chapitre, il nous paraît indispensable de faire la constatation suivante : en France, une partie de la nation travaille pour entretenir l'autre, si bien que l'on peut dire aujourd'hui que la France est divisée en deux camps : d'un côté se trouve ceux qui travaillent pour alimenter le budget, de l'autre ceux qui le dévorent, c'est-à-dire la classe de plus en plus nombreuse des budgétivores.

Avis aux partisans de la médecine administrative.

La médecine administrative a été élevée en France à la bauteur d'une institution, et nombreux sont les médecins qui s'y adonnent. Le peuple français est ainsi fait qu'il n'a de considération que pour le citoyen qui fait partie d'une administration ; aussi, les médecins au service de l'administration sont-ils plus considérés aux yeux du vulgaire, que leurs confrères libres de toute attache. Cependant, cette administration, que l'Europe nous envie, mais se garde bien d'imiter, est généralement tracassière et malveillante; et je plains bien sincèrement les médecins courbés sous son joug. Les bureaucrates sont des gens à l'esprit étroit, méticuleux et formalistes, pour qui l'indépendance d'esprit et la liberté d'allures sont des mots vides de sens. Dans ces conditions, les rapports des médecins avec eux doivent être dépourvus de charme. Nombreuses sont les administrations publiques ou privées qui ont à leur service des médecins attitrés, qu'elles confondent alors dans la catégorie des fonctionnaires ou des employés. Que le médecin soit chargé d'un service public, soit attaché à une administration de l'État, ou à une administration quelconque publique ou privée, les conditions sont à peu près les mêmes. Il y en a pour tous les goûts.

Médecins des Ministères.

Dans les administrations de l'État nous avons des médecins attachés à chacun des ministères, probablement pour contrôler l'état des employés, dont une indisposition ou une maladie peut nécessiter une exemption de service.

Médecins des Souverains.

Grâce à la république, nous ne voyons plus de médecins attachés à la personne des souverains, briguer le déshonneur d'être gagés, comme la valetaille du palais, pour tâter chacun par quartier, le pouls de la dynastie régnante.

Médecins des Hôpitaux et Hospices.

Les fonctions de médecin ou chirurgien des hôpitaux, sont très recherchées en province, bien que très mal rémunérées et purement honorifiques ; bien que le titre de médecin des hôpitaux soit sans valeur scientifique, il serait à désirer qu'il soit donné au concours, comme à Paris, au lieu d'être laissé au bon plaisir de l'administration, qui choisit des hommes dévoués à sa cause, au lieu d'hommes ayant donné des preuves de capacité au grand jour du concours, tout comme les médecins des asiles publics d'aliénés.

A propos des médecins ou chirurgiens des hôpitaux, je ne serais pas de l'avis du docteur Munaret, qui, paraphrasant à leur sujet, un mot bien connu sur les jésuites, dit que la poignée de leur bistouri est dans leur hôpital et la pointe à trente lieues à la ronde. Il s'en faut qu'il en soit toujours ainsi, et bien des médecins ou chirurgiens des petits hôpitaux de province, hommes aussi savants que modestes, sont loin d'avoir la renommée qu'ils méritent ; et j'ai entendu, bien des fois, à leur sujet, des malades dire qu'ils devaient avoir bien peu de talent pour soigner les pauvres qui ne paient pas, au lieu de se consacrer exclusivement aux malades riches qui paient bien.

De sorte que le titre si envié de médecin ou chirurgien des hôpitaux, au lieu de rapporter aux titulaires considération et profit, comme à Paris, serait un titre sans valeur aux yeux d'un certain public, en province.

Médecins des Établissements d'aliénés.

C'est le triomphe de la raison, de bien vivre avec les gens qui n'en ont pas.

Aux termes de la législation actuelle, les médecins des établissements publics d'aliénés doivent être nommés au concours par l'administration.

Celle-ci, avec le favoritisme qui est entré dans nos mœurs où il a pris de si grands développements, est toujours disposée à interpréter les règlements selon son bon plaisir, et à nommer qui bon lui semble, dans cette branche importante des services publics, sans s'astreindre à la formalité des concours.

Sous un gouvernement qui se prétend égalitaire, il serait temps de faire cesser un état de choses aussi préjudiciable à la santé publique qu'aux intérêts légitimes du public médical.

Il est vrai que ce dernier n'a jamais su défendre ses intérêts et que ses revendications, quand elles ont éclaté, ont toujours été *vox clamans in deserto.*

Cette manière de faire est nuisible non-seulement aux intérêts cependant respectables, de la corporation médicale, mais encore à son renom d'indépendance et d'honnêteté professionnelle, en favorisant ces bruits calomnieux, répandus dans le public, et d'après lesquels les médecins des établissements d'aliénés ne sont que les geôliers des malades et les domestiques de l'autorité.

Médecins des Lycées et Collèges.

Nos lycées nationaux sont fournis de médecins titulaires, auxquels incombe le service de santé des élèves; nous voudrions voir ces postes donnés au concours et les attributions de ces médecins augmentées, le rôle de l'hygiène étant prépondérant dans toutes les agglomérations humaines, la voix autorisée du médecin pourrait alors se faire écouter, pour tout ce qui concerne les améliorations à introduire dans le régime général de nos établissements universitaires.

Ici encore, je ne saurais être de l'avis du docteur Munaret, d'après cet auteur, le médecin du lycée sème pour récolter, et espère avoir plus tard pour clients, les enfants devenus grands, les élèves devenus citoyens libres d'un pays libre.

> Petit poisson deviendra grand,
> Pourvu que Dieu lui prête vie.

Je ne crois pas qu'il en soit ainsi, d'abord parce que les hasards de la vie, qui sont si grands et parfois si bizarres, vont disperser ces élèves aux quatre coins du monde, et en admettant même qu'il en reste un certain nombre dans la région, il faudrait que le médecin ait la longévité d'un dromadaire ou d'un éléphant, pour espérer voir plus tard ces mêmes élèves établis et pères de famille.

Quant au traitement des médecins des lycées, si honorifiques que soient leurs fonctions, nous estimons qu'il devrait être au moins égal aux traitements les plus élevés des professeurs ou des fonctionnaires du lycée. Les services qu'ils rendent à l'université pouvant supporter la comparaison avec ceux que rend le corps enseignant.

Médecins des Services sanitaires.

Le service sanitaire, en attendant la création d'un ministère de la santé publique, a une organisation complexe à laquelle manque l'autonomie, une centralisation effective et une rémunération plus en harmonie avec son importance.

Médecins des Prisons.

Les médecins des prisons, ainsi que les médecins de l'état-civil, qui n'existent que dans les principales villes, pourraient ainsi faire partie de cette organisation, et tout le monde s'en trouverait bien.

Le régime des prisons, qui a subi tant de vicissitudes, au grand préjudice des finances de l'Etat, pourrait être ainsi amélioré avec plus d'esprit de suite; et les erreurs nombreuses de l'état-civil pourraient ainsi être évitées; il suffit de citer les inhumations précipitées et les erreurs de sexe dans les déclarations de naissance, pour comprendre toute l'importance de l'intervention du médecin, en pareilles circonstances; seul le médecin est capable de dévoiler la vérité et de trancher ces questions en toute connaissance de cause.

Médecins des Sociétés de Secours mutuels.

L'esprit d'association a pris de si grands développements dans la société française, qu'il serait difficile de trouver un citoyen qui ne fait pas partie d'un groupe quelconque.

La grande société des contribuables se subdivise à l'infini, en une foule de sociétés que les affinités les plus baroques ont groupées.

Il en est un certain nombre qui ont trouvé moyen de s'attacher un médecin, pour qui le titre de membre honoraire est le plus souvent l'unique récompense. Il en résulterait bientôt, si les médecins acceptaient toutes les propositions qui leur sont faites dans ce but, que les frais des maladies de chaque citoyen seraient payés par une société quelconque, c'est à-dire à des prix dérisoires et humiliants, que le plus humble travailleur n'oserait accepter. Les sociétés de secours mutuels, sous ce rapport, ne laissent rien à désirer, c'est la plus belle exploitation du médecin qu'on puisse rêver. Au moyen d'une cotisation insignifiante, ces sociétés ont atteint le but principal de leur fondation, c'est-à-dire le service complet et presque gratuit de leurs malades.

Médecins des Douanes et des Octrois.

Les administrations des douanes et des octrois des grandes villes ont leurs médecins titulaires. Il faut les féliciter de cette organisation de prévoyance. Nous devons faire observer que leurs médecins devraient être payés plus convenablement. Les contribuables paient assez cher pour que tous les services soient équitablement rémunérés.

Médecins des Pompiers.

Il n'est pas jusqu'aux pompiers qui n'aient, dans certaines villes de province, un médecin qui, dans les cérémonies officielles, vient parader revêtu d'un uniforme fantaisiste, tant il est vrai que l'uniforme a pour le Français un attrait irrésistible.

Médecins de la Gendarmerie.

La gendarmerie départementale, qui se compose en grande partie de militaires d'âge mûr et pères de famille, a des médecins qui consentent à les soigner pour un prix des plus modestes, pour ne pas dire gratuitement.

Nous ne relèverons pas ce qu'il peut y avoir d'humiliant pour ces braves gens qu'on assimile ainsi à des indigents, et auxquels les soins médicaux sont dûs, de par la loi, au même titre que les autres militaires de l'armée dont ils font intégralement partie.

Les médecins civils qui se sont ainsi dévoués bien inutilement toute leur vie à cette besogne ingrate, qui incombe au ministère de la guerre, ont pour suprême récompense, une mention honorable insérée au *Journal Officiel*, sous forme de témoignage de satisfaction.

En vérité, il faut avouer que si ces médecins se trouvent ainsi honorés, ils ne sont pas difficiles à satisfaire. Ils ont rempli un devoir qui incombe, je le répète, au ministère de la guerre, lequel n'a qu'à assurer le service médical au moyen de ses médecins militaires, et si l'éloignement ne le permet pas toujours, il n'a qu'à rémunérer convenablement les médecins civils qui seront chargés de ce service; le budget de la guerre est assez fort pour supporter cette charge; c'est une question de dignité autant pour ceux qui rendent ces services, que pour ceux qui les acceptent.

Le docteur Munaret prétend que toute fonction gratuite engendre tôt ou tard une fonction bien payée. Je n'en crois rien, la France est le pays de prédilection des fonctionnaires, comme l'Angleterre, celui des actionnaires, et l'Allemagne, celui des factionnaires. C'est un produit naturel, comme le blé ou la vigne, avec cette différence que le premier est une source de dépenses ruineuses pour notre pays et que le second, au contraire, est une source de richesses.

Médecins des Enfants assistés.

La loi du 23 décembre 1874, dite loi Roussel, du nom de son auteur, et qui a pour but la protection de l'enfance, a nécessité, pour son application, la création de certaines fonctions, telles que celles de médecins inspecteurs des enfants du premier âge, et de directeurs des enfants assistés des départements.

Les fonctions de médecins inspecteurs sont confiées indistinctement à des docteurs ou à des officiers de santé, qui sont chargés, moyennant une faible indemnité, de la surveillance des nourrissons de leur circonscription placés hors du domicile de leurs parents.

Cette loi protectrice, qui, dans l'esprit de ses auteurs, devait remédier, dans une certaine mesure, à la dépopulation de la France (le grand cheval de bataille des hygiénistes modernes), atteindrait beaucoup mieux son but, selon nous, si, tout en faisant appel au dévouement bien connu des membres du corps médical, elle les traitait d'une façon plus digne, en leur donnant une rémunération mieux en rapport avec les services rendus. Les plus humbles employés de l'administration, les cantonniers ou les facteurs ruraux, sont, toutes choses égales d'ailleurs, mieux payés que les médecins chargés du service des enfants assistés. Nous ne parlerons pas de l'odieuse paperasse administrative qu'on exige d'eux, qui ne sert à rien et dont on devrait bien les décharger.

Quant aux directeurs des enfants assistés des départements, ces nouveaux fonctionnaires, dont l'utilité nous paraît contestable, auraient dû être choisis, du moins exclusivement, parmi les docteurs en médecine; et alors les médecins des enfants assistés n'auraient pas à subir l'humiliation d'être contrôlés par des fonctionnaires assurément très honorables, mais qui, recrutés dans tous les rangs de la société, parmi des instituteurs ou des agents électoraux, dont on a voulu récompenser les services, sont forcément incompétents pour accomplir une semblable besogne.

Comme on le voit, l'exercice de la médecine administrative cesse ainsi d'être un monopole, que le corps médical devrait seul revendiquer, comme devant lui appartenir exclusivement, pour l'avoir assez chèrement payé.

Tant il est vrai que le désintéressement du corps médical français est habilement et indignement exploité par le gouvernement, qui récompense les services au moyen de distinctions honorifiques qui ne lui coûtent rien. C'est ainsi que la décoration de la Légion d'honneur avec laquelle Napoléon récompensait les héros de son armée, et Wilson ses créanciers, est distribuée, parcimonieusement aux membres du corps médical qui ont sacrifié leur temps et usé leurs forces au service de l'administration.

Service de la Justice.

Le médecin légiste en France n'a pas encore été élevé à la hauteur d'un fonctionnaire. Il n'y a pas de doute que tout le monde voulant manger au râtelier de l'État, la pratique de la médecine légale ne demeure un privilège exclusivement réservé aux frères et amis de la République opportuniste, laquelle n'attend probablement que le moment opportun. Cette idée n'a-t-elle pas été émise déjà par des hommes haut placés et évidemment bien intentionnés, qui voudraient voir la pratique de la médecine légale, confiée spécialement à des médecins légistes de leur choix, nominativement désignés à la justice, comme seuls capables de l'éclairer dans les difficiles questions qu'elle a mission d'élucider. Ce qui semblerait démontrer que les médecins actuellement requis par la justice sont peu dignes de sa confiance, et que leurs lumières sont incapables de la guider dans les ténèbres qui environnent souvent les causes criminelles.

Il faut avouer que c'est un hommage peu flatteur rendu inconsciemment à leur science et à leur dévouement. Après les avoir ainsi honorés, apprécier ainsi leurs services, c'est leur donner ce qu'on peut appeler le coup de pied de l'âne.

Assurément, de toutes les parties de la science médicale, la médecine légale est une des branches les plus difficiles. D'abord, parce qu'à elle seule, elle embrasse l'universalité de nos connaissances, et ensuite, parce que le médecin qui la pratique, encourt les plus graves responsabilités devant la société et devant sa conscience.

C'est ce qu'a résumé un auteur en disant : *Per ardum et admodum difficile medentium in foro officium est.*

Le médecin légiste, en sa qualité d'expert assermenté près les cours et tribunaux, tient dans ses mains, l'honneur, la vie ou la liberté d'un grand nombre d'inculpés et il ne peut exercer cette mission si délicate et si formidable que s'il joint une perspicacité extraordinaire à une droiture absolue.

De ceci, tout le monde convient; mais s'ensuit-il qu'il faille créer une nouvelle catégorie de fonctionnaires qui seront seuls investis, de par la loi, de la confiance de la magistrature.

Je ne saurais être de cet avis, et je crois que la pratique ordinaire de la médecine générale présente, dans bien des cas, assez de difficultés pour que les médecins qui l'exercent avec succès, soient aptes à résoudre les problèmes que soulève la médecine légale.

Si les médecins requis par la justice n'ont pas toujours été à la hauteur de leur mission, il ne faut pas toujours, comme on l'a fait, incriminer leur science, qui n'en peut mais, et puis, après tout, ce ne sont pas des oracles infaillibles devant toujours proclamer la vérité:

Errare medicorum est.

Il faut surtout en accuser le rôle inconvenant qu'on leur impose, en réclamant de leur science et de leur dévouement, une tâche qui, au lieu d'être récompensée comme elle le mérite, est pour eux une source de déboires et de dépenses.

En effet, la médecine légale, le plus souvent, est une corvée ingrate, pénible, dégoutante, que le gouvernement ose salarier comme la journée d'un facteur rural ou d'un cantonnier, avec cette notable différence que le grossier manœuvre auquel on assimile l'homme de l'art, est payé sans préambule aucun, tandis que celui-ci, forcé par le besoin d'accepter cet humiliant salaire, doit écrire ses états sur papier timbré, et les soumettre successivement au procureur de la république, au président du tribunal de son arrondissement, au préfet et au receveur d'enregistrement !

En vérité, on dirait que tant de simagrées bureaucratiques n'ont été imaginées que pour nous en dégoûter, car la plupart des médecins, après s'y être soumis une ou deux fois, ont fini par renoncer à de semblables recouvrements.

Dans ces conditions, devant une législation si sordide, comment voulez-vous que le médecin réponde d'une façon satisfaisante aux réquisitions de l'autorité?

Peut-on raisonnablement admettre qu'un médecin quittera ses occupations journalières, abandonnera même momentanément ses clients, pour déférer aux réquisitions de la justice, rédiger un long rapport, pratiquer une autopsie, faire une analyse chimique, opérations toujours longues et délicates, et compulser les ouvrages de médecine légale, pour le salaire dérisoire qu'on daigne lui octroyer après des formalités sans nombre, comme à un vagabond auquel on donne un secours de route, après avoir examiné ses papiers.

Il y a plus, l'autorité, non contente de nous prendre notre temps, veut encore nous ravir le bien le plus précieux que nous ayons, la liberté.

Jusqu'à ce jour, le médecin était libre d'exercer son métier quand il lui plaisait et aucun texte de loi ne pouvait l'obliger à déférer aux réquisitions de la justice.

Il n'en sera plus de même avec la nouvelle loi sur l'exercice de la médecine, et nos législateurs qui ont proclamé, pour la classe ouvrière, le droit à la grève, c'est-à-dire le droit sacré et inviolable pour le travailleur, de résister à des exigences illégitimes et arbitraires, le droit d'exiger un salaire proportionné au travail accompli, les législateurs, dis-je, ont méconnu ce droit qui appartient à notre profession comme aux autres; les médecins seront désormais mûrs pour toutes les servitudes, tant il est vrai qu'on n'est jamais trahi que par les siens.

Désormais, les médecins seront obligés, de par la loi, d'obtempérer à toutes les réquisitions de l'autorité, dans les cas ordinaires comme dans les cas urgents, sous peine d'amende.

Qui ne voit que ce travail forcé, auquel on nous condamne, ne peut produire de bons résultats; ce sera une corvée désagréable de plus qui nous sera imposée, sans compensation aucune, étant donnée la rémunération ridicule qu'on nous octroie.

Que si on nous honorait comme nous méritons de l'être, l'autorité trouverait dix médecins pour un, tous disposés à l'aider bénévolement de leurs lumières dans tous les cas de médecine légale qui peuvent se présenter. Le corps médical tout entier rivaliserait de zèle, de science et de dévouement pour l'aider dans ses délicates investigations.

On nous objectera sans doute que la nouvelle loi sur l'exercice de la médecine reconnaissant implicitement l'insuffisance des tarifs du 18 juin 1811, qui nous régissent, en ce qui concerne les honoraires dûs aux médecins, dans les affaires médico-légales, a cherché à remédier à cette situation indigne d'un gouvernement qui se respecte.

Les deux lignes qu'elle consacre à ce sujet, sont les suivantes : un règlement d'administration publique révisera le tarif du décret du 18 juin 1811, en ce qui touche les honoraires et vacations, frais de transport et de séjour des médecins.

Nous devons avouer qu'elles ne sauraient nous satisfaire, car nous pouvons attendre longtemps ledit règlement d'administration publique, tandis qu'un texte plus explicite eût pu trancher immédiatement la question.

Nous savons bien, que dores et déjà, le ministre de la justice a, par une circulaire, donné l'ordre aux procureurs généraux d'avoir à prendre l'avis des syndicats médicaux en ce qui concerne le tarif des honoraires à adopter. Une règle uniforme applicable à tous, sur toute l'étendue du territoire, eût été préférable. Qui ne voit les difficultés d'application de cette circulaire, laquelle suppose l'existence des syndicats médicaux, et suppose en outre que leurs avis seront adoptés.

Quand on voit la libéralité avec laquelle nos gouvernants s'octroient des indemnités de déplacement, à eux et à leurs collaborateurs, il ne serait que juste, qu'un état de choses qui n'a que trop duré, prenne fin dans un avenir rapproché.

Si l'on compare les honoraires des experts des autres professions employés par la justice, à ceux des médecins légistes dans des cas analogues, il est évident que la profession médicale a été placée au dernier échelon des professions; les services de l'artisan grossier et illettré étant mieux rémunérés que ceux de l'homme de l'art.

Qui n'a été frappé des honoraires payés par la justice aux experts en écriture, par exemple, dans certaines causes litigieuses ou criminelles, et de leur taux relativement élevé, si on le compare à celui des honoraires de l'homme de l'art,

N'est-ce pas un spectacle grotesque que celui d'un instituteur, d'un modeste pédagogue devenu professeur de belles lettres pour la circonstance, lequel requis par la justice, pour déchiffrer un grimoire incriminé, touche environ cent francs d'honoraires, alors que, pour un rapport médico-légal, l'homme de l'art touche trois francs.

Conformément à nos prévisions pessimistes, le règlement d'administration publique attendu a vu le jour, après un enfantement laborieux.

Parturiunt montes nascitur ridiculus mus.

Ce règlement sauveur qui devait apporter le remède infaillible à une situation intolérable, nous place au rang des artisans ou des ouvriers pour l'évaluation de nos honoraires.

Il eût été plus équitable, pour ne rien dire de plus, de nous assimiler aux membres des professions libérales, hommes de loi, ingénieurs, architectes, etc.

On serait en droit de conclure que la magistrature nous a traités du haut de sa grandeur; c'est le coup de pied de l'âne.

Le côté comique dudit règlement est l'évaluation des honoraires pour autopsies d'enfants, lesquels sont moins élevés que les honoraires pour autopsies d'adultes.

Ce mode d'évaluation d'après la taille, assimile l'homme de l'art aux ouvriers du bâtiment, lesquels sont payés à la toise. Comme si la nécropsie d'un enfant, voire même d'un nouveau-né, ne soulevait pas les mêmes difficultés d'apréciation et d'opération que l'autopsie d'un adulte.

Soyez certains qu'un pareil traitement infligé à toute autre corporation que la nôtre n'eût pas passé sans protestation; il n'y a qu'avec le corps médical que l'autorité agit avec un pareil sans-gêne.

Nous estimons que dans l'espèce, les intérêts du corps médical ont été méconnus ou sacrifiés sans raison.

L'évaluation des honoraires dus aux médecins pour l'opération de l'autopsie médico-légale d'enfants, nous remet en mémoire l'histoire de ce médecin appelé pour soigner un client qui avait un ver solitaire. L'ayant débarrassé de son parasite, il lui envoya une note se montant à cinquante francs. Le client se récria et demanda le détail que le médecin lui donna en ces termes : Vous avoir délivré d'un ver solitaire long de 5 mètres, à 10 francs le mètre, total : 50 francs.

L'autorité semble s'être inspirée de cette manière de faire en évaluant le sujet à autopsier d'après sa longueur. Elle aurait pu en même temps fixer le prix du mètre courant.

Ce serait à en mourir de rire, si le rire était permis en un sujet aussi lugubre.

Si les médecins-députés qui connaissent parfaitement la question, avaient mieux défendu nos intérêts professionnels, ils auraient fait droit aux justes et légitimes revendications du corps médical, en faisant adopter un texte de loi plus conforme à ses besoins.

Médecins des Chemins de fer.

Les grandes compagnies de chemins de fer, cette puissance dans l'État, comme on les a appelées, ont des médecins à leur service, chargés du service de santé de leur nombreux personnel. Ces médecins sont chargés, en outre, de missions très importantes, très difficiles et très délicates, comme lorsqu'il s'agit de déterminer la gravité des blessures des victimes des accidents de chemins de fer, les infirmités qui peuvent en résulter, avec toutes leurs conséquences, etc., etc., ou bien encore lorsqu'il s'agit de se prononcer sur l'aptitude physique du personnel et de déterminer l'état de la vision chez une certaine catégorie d'employés, les chauffeurs et mécaniciens, par exemple, qui doivent reconnaître à distance les signaux colorés.

Toutes ces circonstances qui exigent l'intervention du médecin dont le rôle est capital, et qui se présentent journellement, exigent de la part de ce dernier une somme de travail et de science très mal récompensée. C'est en effet, pour une faible indemnité annuelle que le médecin accomplit cette besogne délicate; et soyez sûrs que les ingénieurs et les avocats que ces compagnies emploient sont autrement rétribués; nous estimons cependant qu'une besogne vaut l'autre, et que les services rendus, pour n'être pas de la même nature, n'en sont pas moins de premier ordre. Mais là comme ailleurs, la modestie du médecin est exploitée indignement par des gens habiles qui savent en profiter et en abuser considérablement. C'est au point qu'on se demande comment il se trouve des médecins pour accepter de pareilles fonctions ; c'est que les compagnies accordent à leurs médecins le droit de circulation gratuite sur leurs réseaux, et que, moyennant ce faible avantage, les médecins, gens besogneux par état, s'empressent d'accepter leurs conditions.

Jusqu'à quand durera cette honteuse exploitation de notre profession? Probablement jusqu'à la consommation des siècles. La jalousie proverbiale des médecins, (*invidia medicorum pessima*), étant la cause principale de tous nos maux et de toutes nos misères professionnelles.

Les médecins, en effet, au lieu de se liguer pour la défense de leurs intérêts communs, se font entre eux une concurrence désastreuse, dont le public est seul à profiter, au grand détriment des humbles praticiens obligés de travailler à un prix notoirement dérisoire; les plus faibles sont alors obligés de succomber dans la lutte.

A propos de médecins des compagnies de chemins de fer, j'admire le laconisme du docteur Dechambre, qui leur consacre, dans son livre, ces deux lignes : cet exercice direct et régulier de la profession médicale ne peut être soumis qu'aux conventions intervenues entre les administrations et les compagnies. Il paraît que la médecine n'a pas voix au chapitre, pas même voix consultative, et qu'en outre, ce sont les conventions intervenues qui régissent la question. Le docteur Dechambre a l'air de trouver cela tout naturel ; il ne manquerait plus que l'obligation pour le médecin.

Tant il est vrai que les médecins de Paris qui occupent de hautes situations, voient les choses de trop loin et de trop haut pour pouvoir bien les apprécier.

Médecins de l'Industrie privée.

Les grandes sociétés d'industrie privée en France ont attaché à leurs établissements ou à leurs usines, des médecins chargés de donner leurs soins à leur nombreux personnel d'ouvriers et d'employés de toute sorte et de toute catégorie.

En raison des nombreux accidents et des fréquents traumatismes qu'engendre l'outillage perfectionné des différentes industries métallugiques, leurs administrations ont à leur service des docteurs en médecine chargés les uns du service chirurgical, les autres du service médical.

Il en est de même des industries minières et les bassins houillers de la France ont des médecins qui dépendent de leur administration. Leur service est loin d'être une sinécure, l'ouvrier et sa famille usant d'autant plus du médecin, qu'il coûte moins cher et en abusent du moment qu'il ne leur coûte rien.

Pour un traitement modique auquel l'administration, dans sa générosité et dans sa philantropie, ajoute généralement le logement et le chauffage, les médecins, devenus des employés comme les autres et mis au rang de vulgaires scribes, doivent, en échange, consacrer leur temps, leur science et leur dévouement à tout un monde d'ouvriers tout disposé à en abuser et à témoigner sa reconnaissance par les plus basses délations à l'administration qui, du haut de sa grandeur, donne des ordres à ses médecins, comme à ses employés subalternes, au rang desquels elle les a placés dans la hiérarchie.

Ce qu'il y a de plus ridicule dans cette organisation, c'est que les employés de tout grade, ainsi que leurs familles, ont droit aux soins gratuits de la compagnie, alors que leurs appointements leur permettraient de les rémunérer largement.

Et dans ces administrations, il n'y a pas que les médecins qui soient honteusement exploités, les ouvriers le sont encore en ce qui concerne le service médical, puisque la totalité des retenues opérées sur le salaire des ouvriers pour assurer le service médical, n'est pas employée à cet usage, une partie seulement étant versée aux médecins pour le service médical, et la plus grande partie étant versée dans les caisses des compagnies dont elles viennent ainsi grossir les bénéfices.

Les grèves qui éclatent periodiquement sur toute

l'étendue du territoire minier de l'Europe, ont depuis longtemps démontré à quelle honteuse exploitation étaient soumis les ouvriers de la mine et de l'industrie ; il appartient au monde médical de signaler les abus auxquels sont soumis les médecins qui consentent à se mettre au service des grandes compagnies industrielles. Malheureusement la situation précaire de la plupart des praticiens les oblige à accepter des emplois souvent moins bien rétribués que les emplois de bureaucrates.

Quand on compare la situation (*si parva licet componere magnis*) que font à leurs ingénieurs, les grandes compagnies industrielles, et celle qui est faite à leurs médecins, on se demande pourquoi une telle différence pour récompenser des services équivalents ; car si les ingénieurs augmentent les bénéfices des compagnies en perfectionnant leur outillage et leur fabrication, les médecins contribuent, eux aussi, quoi qu'indirectement, à l'augmentation des bénéfices des compagnies, en sauvegardant la vie et la santé des ouvriers, lesquels, en cas d'accidents ou d'infirmités contractés à leur service, restent à la charge desdites compagnies.

CHAPITRE V

MÉDECINS QUI N'EXERCENT PAS. — MÉDECINS NOMADES. — MÉDECINS AMBULANTS. — MÉDECINS COSMOPOLITES.

Médecins qui n'exercent pas.

Les médecins qui n'exercent pas sont nombreux en France et font partie de la corporation médicale comme les médecins praticiens. Il est intéressant de rechercher les causes de leur abstention, et il nous a paru utile de nous occuper de cette situation particulière. Le médecin qui a beaucoup voyagé et bien observé est frappé du nombre considérable de confrères, possédant le diplôme de docteur en médecine et qui n'exercent pas. Il y en a dans toutes les villes, et tout le monde en connaît assurément.

Les causes de leur abstention sont évidemment multiples, mais dans tous les cas, très curieuses à connaître; car il y a peu de professions dans lesquelles on rencontre aussi fréquemment cette anomalie.

Parmi ces médecins qui n'exercent pas, on rencontre des hommes qui ont pris la pratique de la médecine en horreur dès le début de leur carrière et l'ont bien vite abandonnée, quand il a fallu mettre la main à la pâte. L'étude de la médecine diffère, en effet, de la pratique, sous bien des rapports; elle est certainement moins rebutante, et le jeune docteur, à ses débuts, est en quelque sorte obligé de faire un nouvel apprentissage de son métier.

On en rencontre d'autres qui ont changé de métier, et qui, ne se sentant aucune vocation pour l'exercice d'une profession qui leur avait souri au début, en ont embrassé une autre plus conforme à leurs goûts ou à leurs aptitudes.

C'est ainsi qu'on voit des médecins devenus avocats ou ingénieurs ou qui sont entrés dans l'administration, toutes professions dans lesquelles leurs études de médecin ne leur serviront absolument à rien. La médecine comme l'enseignement, mène à tout, à condition d'en sortir.

Il en est qui, en exerçant la médecine, n'ont pas pu parvenir à subvenir à leur existence ; c'est le cas de la plupart de ceux qui, sans fortune, ayant dévoré leur patrimoine, ou n'en ayant jamais eu, sans moyens d'existence autre que la pratique médicale, attendent d'elle un revenu suffisant pour vivre. Ces derniers très nombreux, sans être des déclassés, gens très honorables et aussi instruits que d'autres, en sont réduits à demander à l'État un emploi qui leur permette de vivre de leur travail, venant ainsi augmenter le nombre toujours croissant des budgétivores. Il en est d'autres qui, réduits à la misère, par suite d'infortunes imméritées ou de revers ou d'accidents professionnels, en sont réduits au labeur ingrat d'artisans.

A l'étranger, où le Français qui émigre est ordinairement dépourvu de moyens d'existence et considéré comme un paria, le médecin français est souvent obligé d'accepter, pour vivre, d'emplois subalternes peu en rapport avec le rang qu'il serait en droit d'occuper dans la société. Tandis qu'en France, l'étranger est un être prévilégié, choyé par tous et ouvertement protégé par le gouvernement, souvent préféré à nos compatriotes, grâce à cette manie d'exotisme qui fait que le français se considère comme inférieur aux étrangers. Le français émigré de France se trouve en butte à des difficultés de toute sorte, à des tracasseries incessantes et à une hostilité systématique, qui lui fait regretter la patrie absente.

Nous avons connu un confrère qui, complètement dégoûté de l'exercice de la médecine après un essai infructueux de quelques années, était entré dans le commerce des denrées alimentaires et qui nous dit que dans sa pratique médicale de quelques années, n'ayant pas gagné de quoi se faire ressemeler une paire de bottes, il avait été contraint d'y renoncer à tout jamais pour faire du négoce, et il ajouta que ses nouveaux clients, à l'encontre de ses anciens malades, qui le payaient très difficilement, le payaient très bien, et qu'il avait trouvé dans le commerce des pruneaux, l'honnêteté publique qu'il croyait disparue de la surface de la terre.

Et nunc erudimini vos qui judicatis terram.
comme dit Bossuet.

Nous ne parlons pas, bien entendu, à propos des médecins qui n'exercent pas, de la nombreuse catégorie des hommes de science pure, professeurs ou autres, auxquels leurs occupations officielles, ou leurs travaux scientifiques, interdisent la pratique médicale.

Ceux-ci contribuent, par leurs recherches personnelles, aux progrès de la médecine et sont souvent mal récompensés pour les services qu'ils rendent à la patrie et à la science ; ce sont des philosophes d'un autre âge fourvoyés dans ce siècle essentiellement métallique où les esprits sont beaucoup plus portés vers la recherche des découvertes productives et immédiatement applicables, que vers la recherche de la vérité scientifique.

Il est des villes où les médecins qui n'exercent pas sont souvent sollicités par un public avide et sans scrupules, au grand détriment des médecins pratriciens qui paient patente pour avoir le droit d'exercer.

Nous ne saurions trop mettre en garde les médecins contre les ruses du public, qui, par des moyens détournés, à l'aide de mensonges et sous les plus fallacieux prétextes, implorent le secours de leur art. En cédant aux sollicitations intéressées du public, ils nuisent, sans s'en douter, aux patriciens patentés et sont l'objet d'une exploitation éhontée.

Médecins nomades.

« Pierre qui roule n'amasse pas mousse » dit le proverbe.

Nous rangerons dans cette catégorie, les médecins qui parcourent la France, séjournant seulement quelques années dans une localité, et que le public, peu au courant des difficultés de notre profession, s'étonne de ne pouvoir retenir dans leur pays. Il existe une foule de postes médicaux dans lesquels les titulaires se succèdent avec la rapidité des ministres de la République, sans avoir les mêmes avantages et en ayant souvent rendu plus de services à leur pays que ces derniers. La lutte pour l'existence étant devenue de plus en plus difficile, la concurrence de plus en plus grande avec le flot toujours croissant des docteurs que les Facultés de médecine déversent chaque année sur la France, et qui ne tardera pas à nous submerger, si on n'arrive pas à lui opposer une digue salutaire, il arrive que les médecins nouveaux juifs-errants, ne peuvent plus trouver à s'employer utilement. C'est alors qu'on rencontre des municipalités rurales qui, au courant de ces faits, cherchent à exploiter honteusement cette situation en attirant dans leurs communes, à l'aide de promesses fallacieuses, ces malheureux docteurs, lesquels ne tardent pas à se repentir d'avoir cédé à des sollicitations dont l'unique mobile était l'intérêt général des populations. On voit alors ce spectacle étrange et typique de communes votant une subvention annuelle dérisoire, pour avoir à leur disposition, comme taillable et corvéable à merci, un médecin placé ainsi au rang de leur garde-champêtre, et exigeant de lui, comme de ce dernier, des services publics qu'elle considère comme suffisamment rémunérés. Et dire qu'il y a des médecins qui, émus des difficultés croissantes de la pratique médicale, notamment dans les campagnes, ont cru trouver un remède à cette situation, en proposant l'organisation de médecins communaux, lesquels recevraient des traitements fixes, payés sur les budgets des communes, tout comme les curés, les instituteurs et les garde-champêtres. Les malheureux ne voient pas que le remède serait pire que le mal, et que le jour où nous abdiquerions notre liberté et notre indépendance, le seul bien qui nous reste, c'en est fait à tout jamais de la dignité professionnelle, du respect et de l'estime que le public intelligent et honnête est tôt ou tard obligé d'accorder aux hommes dont la science et le dévouement rendent des services inappréciables; c'est sans doute pour cela qu'ils sont si mal appréciés par la masse du public ignorant et souvent malhonnête.

Le remède à cet état de choses alarmant, serait la diminution de la fabrication des docteurs en médecine, à laquelle on pourrait contribuer en augmentant la difficulté des actes probatoires et en élevant des barrières plus difficiles à franchir à l'entrée de la carrière, au lieu d'en faciliter l'accès, comme on le fait, en accordant des bourses de doctorat à des candidats assurément très dignes d'intérêt, mais dont les capacités pourraient être employées beaucoup plus utilement ailleurs. Un autre remède efficace entre mille, consisterait à n'autoriser l'exercice de notre art qu'aux seuls docteurs en médecine au lieu d'autoriser des internes ou des étudiants, à faire les remplacements médicaux, ou à les charger de missions spéciales ou sanitaires en temps d'épidémies, au grand détriment des docteurs sans emplois, qui ne demanderaient pas mieux que d'être employés.

Médecins Ambulants.

Encore une catégorie de médecins bien curieuse à étudier et dont la pareille est encore à trouver dans les professions similaires ou les professions dites libérales dans lesquelles on range la nôtre.

On voit à la quatrième page des journaux politiques et sur les murs des plus petites localités, s'étaler périodiquement des annonces faisant savoir au public que M. X., docteur en médecine des Facultés de France et de Navarre, gradé des Universités étrangères, décoré de plusieurs ordres hétéroclites, et inventeur d'un nouveau système pour la guérison des maladies incurables séjournera, à telle date, à l'hôtel de l'Europe de la grande ville voisine, où il donnera des consultations, de telle heure à telle heure. L'un débite des bandages, un autre des lunettes, un autre un orviétan quelconque et le public, amorcé par cette supercherie, lui apporte généralement vingt francs par consultation, alors qu'il oubliera d'honorer le modeste praticien de son village, qui ne lui a pas promis la guérison de son mal, et qu'il paie d'ingratitude, parce qu'il lui aura donné le conseil le plus sage et le plus désintéressé.

A cela, les docteurs répondent que ce médecin ambulant est un vulgaire charlatan, qui ne mérite que le mépris. A ceux-là nous ferons observer que le sentiment de notre défense personnelle nous fait un devoir d'empêcher d'abord l'exercice illégal de la médecine, dans le cas où ce charlatan ne possède pas le diplôme, de docteur en médecine d'une faculté française; et dans le cas où il est en règle avec la loi, sinon avec les convenances, nous nous permettrons de leur faire observer que cette pratique démontre d'une manière irréfutable, la détresse d'un grand nombre de médecins, car on ne saurait admettre que ce charlatan s'abaisse au rôle pénible de commis-voyageur, pour son plaisir, pour l'amour de l'art, et souvent dans l'espoir chimérique d'un résultat des plus problématiques.

Médecins Cosmopolites.

La France, sol privilégié, terre bénite des étrangers, devait tout naturellement attirer ces individus cosmopolites pour qui le mot patrie est vide de sens, et pour lesquels, selon les doctrines d'une certaine secte de socialistes, leur pays est celui dans lequel ils se trouvent bien : *Ubi bone ibi patria.*

La France a eu le privilège ou le monopole, si l'on préfère, de posséder quelques uns d'entre eux, généralement importateurs d'un nouveau système en médecine, ou spécialités d'un nouveau genre, s'intitulant pompeusement partisans de la méthode naturelle en thérapeutique ou du diacheirismos en chirurgie, ce qui n'a absolument aucune signification pour les gens intelligents et instruits et ce qui attire invinciblement le public ignorant et crédule; et c'est toujours au détriment de nos compatriotes, qui, dans leur admiration sans bornes pour l'exotisme, ont favorisé l'intrusion de ces cosmopolites, en leur facilitant l'obtention du diplôme de docteur en médecine, dont ils font le plus noble usage, *ad majorem medicinæ gloriam* et au mieux de leurs intérêts.

Les anglo-américains, les hispano-américains et les allemands, cela va sans dire, tiennent la corde de ce record d'un nouveau genre. Leur *modus faciendi* étant éventé, et leur crédit étant épuisé, ils s'éclipsent pour quelque temps; mais leur disparition n'est pas de longue durée, ce n'est qu'une intermittence, ils reparaissent bientôt à l'horizon, affublés d'un nouveau nom et exploitant une nouvelle invention, car ils ont plus d'un tour dans leur sac.

C'est ainsi que le médecin français est obligé de se croiser les bras et condamné à assister impassible à cet accaparement du travail national, en ce qui concerne la profession médicale; pendant que de tous côtés les travailleurs de l'industrie protestent contre la main-d'œuvre étrangère qui vient faire une si redoutable concurrence à nos compatriotes.

CHAPITRE VI

MÉDECINS INTERMITTENTS. — MÉDECINS DÉMOCRATES. — MÉDECINS HOMŒOPATHES.

Médecins Intermittents.

Sous ce nom, nous comprenons les médecins qui n'exercent que d'une façon intermittente, c'est-à-dire momentanée et ce, pour différentes raisons. Les uns parce que, gens modestes, véritables philosophes, se contentant de peu, ayant pour vivre le modique traitement d'une fonction administrative, ils se trouvent heureux d'être débarrassés du fardeau de la médecine qu'ils partagent bénévolement avec les confrères du voisinage plus actifs ou plus ambitieux. Les autres, sont intermittents pour des raisons analogues : ce sont des bohèmes de la profession, type presque complètement disparu, aujourd'hui, qui s'intitulent le plus souvent médecins consultants dans une ville, et font les remplacements à la campagne, quand l'occasion s'en présente. Ces médecins sont devenus rares aujourd'hui ; c'étaient le plus souvent des insouciants, ayant prolongé leurs études médicales au-delà de leur durée normale, ou ayant cultivé plus spécialement une branche de la médecine en véritables artistes, et étant devenus plutôt des idéalistes de l'art que des praticiens.

Que les temps sont changés !

Les mœurs médicales, comme les autres, se sont complètement transformées, et les étudiants de la nouvelle génération, loin de s'attarder dans leurs études, n'aspirent plus qu'à une chose, c'est à arriver avant leurs concurrents, dans l'arène sociale, et à jouer un rôle prépondérant dans l'État. La science n'est plus rien et le savoir-faire est tout. L'administration et la politique offrent à leur activité un vaste champ à exploiter; la médecine n'est plus qu'un marche-pied, comme tant d'autres, qui leur servira à escalader le pouvoir; tout le monde aujourd'hui veut manger au râtelier de l'État; il y a un emcombrement tel dans toutes les carrières et principalement dans la carriere médicale, que la classe des budgétivores, de l'ordre des rongeurs, augmente d'une façon onéreuse pour le présent et inquiétante pour l'avenir.

Médecins démocrates.

La médecine est comme l'enseignement, elle mène à tout, à condition d'en sortir; seulement il est plus difficile d'en sortir que d'y entrer, ce qui n'est pas peu dire.

Un nouveau type inconnu jusqu'alors, a surgi à l'horizon, à l'avènement de la 3me République. Le médecin, libéral par éducation, démocrate par tempérament, a cru qu'il avait un rôle à jouer sous un régime politique, qu'il avait contribué à acclimater en France et dont le programme, plein de séduisantes promesses, concordait admirablement avec ses idées sur les besoins de la société moderne. Aussi quelle avalanche de médecins s'est précipitée de tous les points de la France, sur une société débilitée par les régimes antérieurs, lui apportant un traitement réconfortant et lui faisant entrevoir un avenir meilleur.

Pour arriver à séduire le peuple, ou à le convertir à la République, le raisonnement ne suffit pas toujours. Le peuple ignorant et méfiant, ne se paie pas toujours de mots et étant beaucoup plus sensible aux arguments métalliques qu'à la logique la mieux établie, les médecins qui ont voulu jouer un rôle politique, et pour cela obtenir les suffrages de leurs concitoyens, n'ont eu qu'à faire de la popularité pour y arriver. Et pour cela, il leur a suffi de faire de la médecine gratuite ; le peuple reconnaissant, quand cela ne lui coûte rien, les en a récompensés en leur accordant ses suffrages. Et voilà comment les médecins désertent de plus en plus la profession médicale pour la politique qui est beaucoup moins fatigante et plus avantageuse.

Ce qui prouve une fois de plus que la profession médicale est de toutes les professions libérales, non-seulement la moins rémunérée, ce qui est démontré depuis longtemps, mais la seule qui ne permette pas à ses membres de vivre de leur travail.

De cette situation nouvelle de médecins devenant hommes politiques, il n'y aurait pas lieu de se plaindre, puisque la médecine est déjà trop encombrée, et qu'il faut se réjouir, au contraire, des vides que laissent les médecins, une fois élus représentants du peuple, députés, sénateurs ou ministres.

Malheureusement les médecins candidats à la députation sont obligés de soigner leur popularité et de préparer souvent pendant plusieurs années leur élection en faisant de la médecine gratuite. Allez donc lutter, vous pauvres praticiens, avec ces concurrents d'un nouveau genre, et réclamer des honoraires à des clients auxquels les soins gratuits sont prodigués avec une libéralité et un dévouement sans pareils ; vous êtes donc obligés de succomber dans cette lutte inégale et de végéter misérablement, à moins de changer immédiatement de profession, ce qui n'est pas toujours commode, car on ne recommence pas une carrière à tout âge.

Si ces médecins, une fois élus députés, se souvenaient des misères professionnelles, et dans le sein des assemblées, se faisant les défenseurs de leurs confrères en médecine, revendiquaient seulement en notre faveur la protection de lois tutélaires qui garantiraient nos droits en même temps que la santé publique, nous leur pardonnerions volontiers le mal qu'ils ont pu faire ; mais leurs préoccupations sont tout autres, et ils se désintéressent complètement de ces questions, oubliant leur passé, cherchant uniquement à accaparer les faveurs des ministres et cultiver les suffrages de leurs électeurs.

On en a eu la preuve dans la discussion de la nouvelle loi sur l'exercice de la médecine qui promettait monts et merveilles et qui a abouti à un si piètre résultat. Pas un médecin député qui se soit fait le défenseur de la corporation si indignement exploitée et si mal protégée par le gouvernement.

Ab uno disce omnes.

Et dans toutes les grandes questions intéressant l'hygiène publique, dans la discussion des lois sanitaires qui ont pris une si grande importance dans les temps modernes, n'y a-t-il pas là, pour nos médecins députés, des occasions multiples de prendre la parole, pour faire entendre la voix de la science méconnue jusqu'ici et en même temps revendiquer pour le médecin seul, le droit de trancher ces questions dans un sens favorable autant aux intérêts de l'humanité qu'à ceux de la corporation, intérêts qui sont connexes et inséparables.

Ainsi donc, l'autorité fait sans cesse appel au dévouement du corps médical, qui sacrifie son temps, son argent et sa santé pour le bien public, et n'a souvent d'autre récompense que la satisfaction du devoir accompli et l'admiration toute platonique de ses concitoyens.

Des honneurs tardifs viennent rarement récompenser le médecin de toute une vie de travail et de dévouement, tandis qu'ils sont souvent prodigués à des hommes assurément très honorables, mais dont tout le mérite a consisté à assurer la prospérité de leur industrie.

Médecins Homœopathes.

L'homœopathie ou la médecine des semblables :

J'ai trouvé un excellent moyen de guérir ma gastralgie en m'administrant à chaque repas une douzaine d'huîtres.

Système homœopathique :

Similia on similibus?

Il y a deux questions à examiner dans l'homœopathie : la théorie qui est une ineptie, et la pratique qui est une duperie.

Les Commandements de l'Homœopathe.

L'allopathe tu banniras
Et l'hydropathe mêmement ;
L'homœpathe adopteras
Afin de vivre longuement ;
A ses secours n'opposeras
Jamais aucun raisonnement.
Ses globules tu goberas
Pour tout mal indistinctement ;

Avec lui ne discuteras
Le prix de son médicament;
Les visites tu solderas
Très cher et très exactement;
L'apothicaire tu fuieras
Comme un animal malfaisant;
A ton docteur attribueras
Ta vie invariablement;
Et de la mort accuseras
De ma nature obstinément.

Hanmann, l'inventeur de l'homœopathie, ne s'était jamais douté du succès prodigieux de son système. Les disciples ont dépassé les prévisions du maître. En effet, s'il y a un mot magique, en médecine, qui ait le don de fasciner la foule, c'est bien le mot d'homœopathie, auquel nous opposerions en vain celui d'allopathie.

Pour le public ignorant et crédule, le médecin homœopathe est un demi-dieu, c'est un oracle infaillible, et s'il sait manipuler, en sa présence, sa matière médicale, en s'entourant de mystères, comme le prêtre avec des dilutions plus qu'infinitésimales, on peut dire que sa puissance sur l'imagination impressionnable du vulgaire, sera centuplée.

Parmi les médecins, le nombre des adeptes de cette doctrine déjà ancienne a beaucoup diminué, on en retrouve cependant encore quelques-uns qui dupent leurs clients avec une habileté étonnante. Dans certaines villes populeuses, dans quelques provinces éloignées et arriérées, ces praticiens ont quelques succès dans certains milieux. Ils exploitent la bêtise humaine avec un sérieux imperturbable. Appelés souvent comme médecins *in extremis*, ils seront employés de préférence aux médecins allopathes, qui sont trop communs, et leurs honoraires se ressentiront toujours de cette préférence et comme toujours, à notre détriment bien entendu.

Toutes les opinions étant libres et respectables, en médecine comme partout ailleurs, il est évident que chaque médecin a le droit absolu et incontestable d'exercer son art comme il l'entend, de faire de la thérapeuthique active, ou de n'en point faire du tout, si cela lui plaît. Aussi n'avons-nous parlé de l'intéressante catégorie des médecins homœopathes que pour démontrer une fois de plus à quel degré est tombée notre profession dans l'estime publique. Car si la solidarité professionnelle n'était pas un vain mot, les médecins soutiendraient leurs revendications en matière d'honoraires, et ne se laisseraient pas taxer à des prix humiliants et inférieurs à ceux de confrères plus habiles qui captent la confiance d'un public malveillant et toujours prêt à nous dénigrer.

CHAPITRE VII

MÉDECINS DE COLONISATION. — MÉDECINS MILITAIRES. — MÉDECINS DE LA MARINE

Médecins de Colonisation.

La médecine de colonisation est une organisation spéciale à l'Algérie. Nos possessions de l'Afrique du Nord, comme on appelait l'Algérie au debut de la conquête, ont passé par différentes phases d'organisation politique et administrative, dont l'historique est intéressant à étudier et qui reflètent l'état de fluctuation dans les idées des gouvernements qui se sont succédé.

Dans les premiers temps de la conquête et pendant une assez longue période, la colonisation n'était pas assez avancée, la population européenne n'était pas assez dense, pour qu'on eut besoin de médecins sédentaires.

Aussi, le service médical était-il largement assuré sur toute l'étendue du territoire, par nos médecins militaires, qui ont autant fait pour la conquête de l'Algérie, que les combattants proprement dits, avec lesquels ils se confondaient du reste, et aux premiers rangs desquels on les rencontrait toujours. Le souvenir de l'illustre docteur Maillot, médecin en chef de l'armée d'Afrique, et de tant d'autres moins connus, est présent à toutes les mémoires. C'est grâce à ces pionniers de la civilisation, que la colonisation a pu s'établir, que des centres agricoles ont pu prospérer et que de vastes territoires, réputés insalubres et inhabitables ont pu être mis en culture et peuplés de colons européens. Les travaux de nos devanciers sur l'endémie palustre, qui était à l'époque notre plus cruel ennemi, et qui décimait nos soldats et nos colons, ont fait faire un grand pas à la prophylaxie de ce redoutable fléau. C'est grâce à eux que des milliers d'existences, on peut le dire, ont pu être épargnées.

A cette période en ont succédé d'autres, qui, grâce à une sécurité relative, ont permis l'extension de la colonisation, et par suite l'augmentation de la population européenne. C'est alors que des centres de populations de plus en plus denses, possédant une organisation, se rapprochant de plus en plus de celle de la métropole, ont nécessité la présence permanente de médecins européens.

On vit alors s'implanter un peu partout une foule de médecins de toutes les nations, munis souvent de titres illusoires, et parmi lesquels, les médecins français, moins avantureux, et il faut bien le dire, moins bien protégés par l'administration, étaient en minorité. Le gouvernement songea alors à attirer des médecins français qui étaient préférés par leurs compatriotes, et pour lesquels le souvenir et l'exemple des médecins militaires dont la science et le dévouement étaient si appréciés, furent une puissante recommandation.

Les colons, à leur début, vivaient surtout d'espérance, soutenus par les encouragements et les subsides de l'administration. Les nouveaux médecins établis auprès d'eux devaient donc partager leur sort et vivre de la même vie ; aussi le gouvernement se vit obligé de leur venir en aide en leur octroyant quelques avantages leur permettant d'attendre des jours meilleurs. Il leur attribua le logement gratuit et le traitement des autres fonctionnaires de l'administration, auxquels ils furent assimilés. Peu à peu, l'organisation fut complétée, et les règlements d'administration publique de 1878 et de 1885, complétant celui de 1853, vinrent régler définitivement leur fonctionnement.

Les conditions dans lesquelles exercent les médecins de colonisation sont tout autres qu'en France. Le milieu est tout différent à tous les points de vue; ils ont de grandes étendues de territoire à parcourir, leurs circonscriptions sont très vastes, les vaccinations antivarioliques qu'ils ont à pratiquer parmi les indigènes, auxquels elles étaient inconnues jusqu'alors, la pratique médico-légale incessante que nécessitent les crimes contre les personnes, et qui sont d'une fréquence extrême, les manifestations multiples de l'intoxication tellurique sans cesse renaissantes, qu'ils ont à combattre, absorbent tout leur temps, les obligent à une dépense de forces inconnue dans la métropole et au déploiement d'une activité extraordinaire.

Et pour une pareille besogne, auprès de laquelle les travaux d'Hercule nous paraissent un jeu d'enfant, le gouvernement, dans sa générosité, les traite comme des employés subalternes, les mettant au rang des administrateurs avec lesquels ils collaborent aux progrès de la colonisation.

Et en récompense de toute une vie d'abnégation et de dévouement, le gouvernement, selon sa noble habitude, rend hommage dans des phrases dithyrambiques, à ces humbles serviteurs de la patrie, leur donnant juste de quoi ne pas mourir ne faim et leur assure une retraite pour leurs vieux jours, c'est-à-dire du pain quand ils n'auront plus de dents.

Cependant, de pareils services méritent une plus juste

récompense, car c'est avec des promesses fallacieuses, avec des programmes mensongers, que le gouvernement parvient à recruter ses médecins de colonisation.

Son programme stipule en effet, qu'outre les principaux avantages ci-dessus énumérés, les médecins de colonisation jouiront du bénéfice que leur procure une clientèle payante. Or, leur clientèle se compose des indigènes, dont l'état d'indigence est tel que périodiquement des tribus entières succombent à la famine et au typhus, qui en est la conséquence, et des européens, auxquels on a promis monts et merveilles, et qui vivent péniblement du produit aléatoire de leur travail, et qui, évidemment, ne se seraient pas expatriés s'ils avaient eu dans la métropole des moyens d'existence suffisants.

Non-seulement le traitement des médecins de colonisation est insuffisant, mais leur recrutement est vicieux. Le programme d'organisation stipule, en effet, qu'ils doivent être recrutés exclusivement parmi les docteurs en médecine. Or, le gouvernement a admis parmi eux des officiers de santé ou d'anciens médecins de la marine, n'ayant aucun titre universitaire, à l'époque où le diplôme de docteur en médecine n'était pas exigé des médecins de marine des grades inférieurs.

Le remède à cette situation défectueuse, déplorable à tous les points de vue et indigne d'une grande nation comme la France, serait un traitement plus convenable et tel qu'au moyen de concours, de jeunes docteurs embrasseraient cette carrière dans laquelle ils trouveraient des avantages en rapport avec les services considérables qu'ils seraient capables de rendre à leur pays et à l'œuvre de la colonisation en Algérie.

Médecins militaires.

Mais oublions la ville et volons à l'armée.
Dans les sables d'Afrique, aux champs de la Crimée,
A côté de ses chefs aux épaulettes d'or,
Marche modestement le médecin major.
Excité par le bruit des fanfares guerrières,
Aligné sous les plis de ses nobles bannières,
L'intrépide guerrier peut trouver sous ses pas
Des titres, des grandeurs, la gloire ou le trépas.
Plus d'un soldat heureux porte dans sa giberne
Le bâton de velours, le sceptre qui gouverne.
Mais pour voir le major sur son char triomphal,
Parcourez l'ambulance, allez à l'hôpital;
C'est là que dans les temps ou de peste ou de guerre,
Apparaît sans éclat son noble caractère.

Toi, qu'on a vu cent fois sur le champ de bataille,
Affrontant les boulets, les balles, la mitraille,
Conservant ton sang froid dans l'ardeur des combats,
Donner d'habiles soins aux valeureux soldats.
Braver comme eux la mort sur la terre étrangère,
Inspirer le respect aux armées étrangères.
Que recevras-tu donc pour finir tes vieux ans?
Le ruban quelquefois — avec trois mille francs.
Ah! si du moins ici, dans un sincère éloge,
On pouvait buriner en long martyrologe
Le nom de ces héros, soldats du dévouement;
Esçlaves du devoir,... quel noble enseignement!...
Pour vous rappeler tous, il faudrait un volume,
Qui devrait bien tenter une savante plume.

Les médecins de l'armée, moins connus à cause de leur rôle plus effacé en temps de paix, méritent de l'être davantage.

Le service militaire devenu personnel et obligatoire en France, et qui, par cela même, fait passer dans les rangs de l'armée, la presque totalité de la jeunesse valide, a forcément rendu celle-ci plus curieuse des choses de l'armée, et aux notions vagues, incertaines ou erronées des générations précédentes, a substitué des connaissances plus précises et plus justes de ces questions.

De cet état de choses, il est résulté que la masse instruite de la génération actuelle, qui a vu à l'œuvre nos médecins militaires, et qui comprend le rôle important du service de santé de l'armée, en temps de guerre, ne saurait rester indifférente à son organisation et à la situation actuelle du corps de santé.

Une nation comme la France, soucieuse de ses destinées, doit savoir rendre justice à ceux de ses fils, qui, dès leur jeunesse, ont préféré aux avantages positifs des carrières ouvertes à leur activité, l'austère honneur de consacrer leur existence et de sacrifier, à un moment donné, leur vie à la défense de la patrie.

Aujourd'hui que l'historique de chaque corps de troupe de l'armée française est constitué avec un soin jaloux, il est au moins étrange que le corps de santé de l'armée de terre, qui, depuis un siècle, s'est illustré sur tous les champs de bataille, et dans toutes nos expéditions militaires, n'ait pas encore trouvé d'historien.

Je voudrais, dit Montesquieu, que les noms de ceux qui meurent pour la patrie, fussent conservés dans des temples et écrits dans des registres qui fussent comme la source de la gloire et de la noblesse.

Il appartient aux chefs actuels de corps de santé de prendre l'initiative de cette mesure, qui serait accueillie avec reconnaissance, pas tous les gens soucieux de nos gloires militaires. Le corps des officiers du service de santé militaire possède un nombre suffisant d'écrivains capables de mener à bonne fin cette noble entreprise. Nombreux, en effet, sont ces héros modestes, appartenant à cette phalange glorieuse de médecins militaires, qui ont payé de leur vie leur dévouement à la patrie ; morts obscurs, ignorés du grand public, qu'enregistrent simplement les annales militaires, et qui viennent grossir le livre d'or de la médecine militaire.

C'est un moyen comme un autre de conserver et de transmettre aux générations futures l'héroïsme militaire, patrimoine héréditaire de notre race, que les officiers du corps de santé de l'armée ont contribué à accroître.

Si le degré de perfection du service de santé aux armées est toujours proportionnel au degré de civilisation des peuples, au progrès des lois économiques, au respect qu'elles inspirent pour la vie des hommes, à la marche des sciences en général, et d'autre part, à l'organisation plus ou moins parfaite des armées elles-mêmes, il faut admettre que le service de santé militaire est aujourd'hui parfait.

Or, il est loin d'en être ainsi et nous n'avons pas la prétention de faire une étude spéciale et complète de ce service, étude qui exigerait des développements beaucoup trop longs, lesquels ne sauraient trouver place ici.

Nous nous contenterons d'esquisser à grands traits la physionomie un peu spéciale de cette branche de la médecine générale, esquisse qui nous permettra de compléter l'étude de la profession médicale que nous avons entreprise.

La situation matérielle des médecins militaires est

la même que celle des officiers des services spéciaux de l'armée, c'est-à-dire de la catégorie la plus favorisée : état-major, intendance, armes savantes (génie et artillerie). Il ne saurait en être autrement, et on n'a jamais démandé autre chose ; les castes privilégiées n'existant pas dans une armée démocratique.

Malgré les améliorations successives apportées par les diverses organisations dans la situation des médecins de l'armée, leur recrutement a toujours été difficile. On a dû se préoccuper, à maintes reprises, des démissions de plus en plus nombreuses des membres du corps de santé militaire. L'explication de ce fait est facile à comprendre et il nous paraît inutile d'insister davantage.

C'est pour remédier à cet inconvénient que fut créée en 1860, l'école impériale du service de santé militaire, établie près de la Faculté de médecine de Strasbourg, et qui fonctionna jusqu'en 1870, supprimée à cette époque par la force des évènements.

Cette école produisit les excellents résultats auxquels s'attendaient leurs organisateurs. Enfin, après une période de transition de quelques années, une nouvelle école analogue à la précédente, fut établie près de la nouvelle Faculté de médecine de Lyon, et a déjà fourni des résultats satisfaisants.

L'école d'application de la médecine militaire à l'hôpital militaire du Val-de-Grâce, à Paris. qui reçoit les médecins stagiaires, une fois pourvus du diplôme de docteur en médecine, continue à fonctionner comme par le passé.

Nous estimons qu'actuellement, avec le nombre toujours croissant de médecins qui excède de beaucoup les besoins de la population, d'une part, et le service militaire obligatoire, d'autre part, les difficultés du recrutement des médecins militaires ne se présenteraient plus comme autrefois.

On trouvera, quand on le voudra, à en recruter un nombre suffisant, en faisant appel aux docteurs en médecine, qui n'auront plus qu'à faire un stage d'un an au Val-de Grâce, pour entrer dans les rangs de l'armée.

Ce sera une notable économie pour le budget de l'État, et ce sera en outre, un moyen d'enrayer le mouvement croissant des jeunes gens qui embrassent la profession médicale, sans se douter des déceptions qui les attendent et des difficultés matérielles qu'ils rencontreront pour exercer leur art.

Nous ne saurions admettre les raisons invoquées par les organisateurs des écoles de médecine militaire, d'après lesquels une éducation spéciale est indispensable pour les futurs médecins militaires qui, destinés à pratiquer dans un milieu spécial comme l'armée, doivent en connaître les besoins du temps de paix comme du temps de guerre.

A ceux-là nous répondrons que c'est précisément le but de l'école d'application du Val-de-Grâce, et qu'un an de stage dans cette école suffit amplement pour acquérir ces connaissances spéciales et techniques. Il en est ainsi des autres écoles militaires, puisque les diverses écoles d'application, par lesquelles passent nos futurs officiers des autres armes, y suffisent amplement.

Il en est de même de l'école de médecine navale, instituée près de la nouvelle Faculté de médecine de Bordeaux, sur le modèle de l'école du service de santé militaire de Lyon ; les futurs médecins de la marine se recruteraient tout aussi facilement parmi les médecins civils pourvus du diplôme de docteur en médecine, auxquels on ferait faire leur stage dans un hôpital de la marine, avant de les embarquer.

L'encombrement de la profession médicale est devenu tel, que ce serait là un débouché tout trouvé pour les jeunes docteurs en médecine, si embarrassés à leur début dans la vie médicale.

Il y aurait évidemment quelques améliorations à apporter à l'institution au début, en utilisant d'une façon plus judicieuse et plus fructueuse, leur activité et leurs capacités, au lieu de les condamner à l'oisiveté pénible des garnisons et à la besogne aussi inutile que fastidieuse de certains détails du service des corps de troupes.

L'oisiveté est comme la rouille, elle use beaucoup plus que le travail.

Nous devons ajouter qu'on ne saurait trop faire en faveur des médecins militaires, dans les limites des choses permises, bien entendu.

Leur éloge n'est plus à faire, leur science et leur dévouement, les services qu'ils rendent à l'armée, en temps de paix comme en temps de guerre, sont trop connus pour qu'il soit nécessaire d'y insister.

Les travaux scientifiques de quelques-uns d'entre eux les ont placés au premier rang des savants de notre époque.

Leur courage militaire est attesté par le tribut relativement élevé qu'ils ont payé à la mort, sur tous les champs de bataille, au milieu des combattants dont ils font intégralement partie, et dans les ambulances où ils luttent contre les épidémies les plus meurtrières. L'histoire contemporaine fait mention de tous ces faits et a légué les faits et gestes des médecins militaires à l'admiration de leurs collègues civils, qui ne se doutent pas de leur vie d'abnégation et de sacrifice. Aussi, l'armée française, où la bravoure, le courage et l'héroïsme sont des vertus traditionnelles, est fière, à juste titre, de ses médecins militaires et les tient en très haute estime.

A propos du service de santé militaire, nous ferons une remarque qui s'applique également à tous les corps ou services de l'armée et qui est la suivante: Dans une armée démocratique, comme l'armée française, la plupart des officiers n'ont d'autres ressources que leurs appointements, d'économies il n'en peut être question, en raison de la modicité des traitements, lesquels ont été calculés de façon à subvenir strictement aux besoins indispensables et doivent être dépensés en totalité. Au reste, le règlement sur le service militaire, qui est le code de l'armée, dit textuellement que dans l'armée française, l'officier sert pour l'honneur uniquement; pour être logique, il eût fallu n'admettre à ce titre, que des officiers fortunés ayant des revenus suffisants pour vivre, ce qui n'est pas; on se demande alors, la différence qu'il y a entre une armée démocratique et une armée aristocratique. Ce qui est vrai, c'est que l'armée française est démocratique par ses origines et son recrutement, mais qu'elle cesse de l'être, une fois que l'officier est en possession de son grade, puisqu'on a soin de spécifier qu'il doit servir uniquement pour l'honneur. Il serait plus logique d'admettre que la carrière militaire, étant une carrière comme une autre, qui, tout en étant de toutes la plus honorable, doit procurer à ceux qui l'ont embrassée, les avantages matériels en rapport avec cette situation et que ses membres auraient pu trouver dans les autres branches de l'activité humaine.

Cette remarque nous amène à dire un mot de l'éternelle question de la clientèle civile pour les médecins militaires; question qui a soulevé de longues polémiques dans la presse médicale et militaire, et qui a été tranchée d'une façon arbitraire par l'autorité, puisqu'il n'existe à ce sujet, aucun texte formel dans l'arsenal des lois et règlements militaires.

Une circulaire, déjà ancienne, émanant du conseil de santé des armées, admirablement rédigée et conçue dans un esprit élevé et libéral, conseillait aux médecins de l'armée d'apporter beaucoup de circonspection dans la pratique civile, et disait textuellement qu'aucune loi ne saurait s'opposer à l'excercice de la médecine civile de la part des médecins militaires qui ont les mêmes droits, sous ce rapport, que les médecins civils, droits qu'ils tiennent de leur diplôme de docteur en médecine qui est le même. Cette circulaire ajoutait que le conseil de santé des armées verrait avec plaisir les médecins militaires acquérir, par la pratique civile, de nouvelles connaissances et perfectionner les connaissances acquises, faisant ainsi apprécier la valeur scientifique de ses membres et en faisant profiter les populations.

Ce langage digne et élevé a été diversement apprécié, il a été discuté et interprété selon la fantaisie de ceux qui étaient chargés de l'appliquer. Le système du bon plaisir a été substitué, en cela comme en beaucoup d'autres choses, à une règle de conduite uniforme et nettement définie. Il en est résulté des discussions passionnées et des polémiques ardentes qui reviennent périodiquement dans la presse médicale.

Nous n'essaierons pas de trancher une question de déontologie médicale aussi importante et aussi délicate. Nous nous contenterons d'exprimer ici notre avis absolument personnel et désintéressé, n'entendant froisser personne, et sans mettre en cause qui que ce soit, sans nous faire l'écho d'aucun parti. Les médecins militaires qu'une discipline inexorable et indispensable, ainsi qu'une délicatesse de sentiments que tout le monde est unanime à reconnaître, obligent à garder le silence, ne sauraient être l'objet d'une appréciation quelconque dans le débat.

Tout entiers à leur rôle exclusivement militaire, consacrant toutes leurs forces et toute leur activité à leur service et à leurs devoirs envers l'armée, ils sont toujours restés en dehors des polémiques que nous avons rappelées.

D'une facon générale on peut dire, et la chose est incontestable, que les médecins militaires, à cause de leur situation nomade, ne peuvent pas faire de clientèle, à moins de situations tout à fait exceptionnelles, comme en Algérie et aux colonies ; car ce qui s'applique aux médecins de l'armée, s'applique également aux médecins de la marine. Et à l'exception de cas tout à fait particuliers, comme les accidents ou les grandes épidémies, ou dans les cas de consultations qui leur sont demandées par des familles d'officiers, les médecins militaires ne font pas de clientèle proprement dite. Outre ces exceptions, il y en a eu d'autres ; il y a eu par exemple des médecins militaires d'une grande valeur scientifique, pourvus de grades élevés dans la hiérarchie et qui ont fait avec un grand succès, de la clientèle civile à Paris, dans les grandes villes ou dans certaines stations thermales. On n'a jamais osé s'attaquer à ces hautes personnalités. Ceux qu'on a persécutés avec ces raffinements qu'autorisent les règlements militaires que les chefs interprètent selon leur bon plaisir, puisque leurs décisions sont sans appel, ce sont les petits, les humbles de la profession, les moins élevés en grade, gens auxquels on répète sans cesse qu'ils n'ont que des devoirs à remplir sans droits correspondants.

L'autorité militaire, qui affecte un souverain mépris pour tous ceux qui vivent de leur travail, a méconnu le sens qui s'attache à ce mot d'honoraires qui honore celui qui les reçoit, et elle n'a jamais consenti à approuver la conduite des médecins militaires qui acceptaient des honoraires.

Cependant, les en empêcher, c'est d'une part les mettre dans une situation morale inférieure à leurs confrères civils, en laissant croire au public que leur diplôme est inférieur à celui des médecins civils, et d'autre part, ce serait leur laisser faire une concurrence déloyale et désastreuse pour leurs confrères civils. C'est au point que, dans certains cas, des médecins militaires ont été odieusement persécutés et traqués comme des bêtes fauves, par les autorités militaires, à la requête des syndicats médicaux, pour avoir fait de la clientèle et avoir ainsi causé préjudice aux médecins civils. Et le public, ignorant et malveillant, de se gaudir de ces dissensions, pour le plus grand dommage de la profession médicale, en général.

Dans les discussions ardentes et passionnées qu'a soulevées ce débat, les fanatiques de l'armée n'ont pas manqué de comparer la position du médecin militaire à celle des officiers des armes savantes (génie ou artillerie), en faisant remarquer que ces derniers, en leur qualité d'ingénieurs pourraient également exercer leur art dans la société civile. La comparaison ne nous paraît pas heureuse, car les officiers de cette catégorie exercent complètement leur métier en faisant leur service militaire et il n'en est pas de même pour les médecins militaires, auxquels aucune branche de l'art de guérir ne saurait être étrangère, et qui ne peuvent conserver les connaissances acquises, ou en acquérir de nouvelles, qu'en pratiquant sans cesse; or, chacun sait que la pratique du médecin militaire est forcément restreinte et que la partie purement administrative de leur service les absorbe presque entièrement.

Dans ces conditions, il serait à désirer que la question soit tranchée définitivement une fois pour toutes, dans un texte de loi clair et précis, ne prêtant à aucune équivoque et à aucune interprétation arbitraire.

Les médecins qui entrent dans l'armée sauraient alors à quoi s'en tenir; ils ne seraient plus en butte à ces tracasseries mesquines, et on verrait régner l'harmonie qui devrait exister indistinctement entre tous les membres du corps médical. Ce serait une manière comme une autre de faire cesser l'*invidia médicorum pessima*, qui a fait tant de mal à notre corporation si méritante et si mal récompensée.

C'est ce qu'a compris une nation européenne, que le militarisme écrase cependant autant que la France, nous voulons parler de l'Autriche.

Dans toute l'étendue de l'empire austro-hongrois, les médecins militaires ont une situation privilégiée, en sorte qu'il leur est permis de faire de la clientèle au même titre que leurs collègues civils, pour le plus grand renom de la médecine militaire et pour le plus grand bien de l'armée.

La grande objection de ceux que nous appellerons les autoritaires qui, voulant être plus royalistes que le roi, sont partisans de l'interdiction absolue de la clientèle aux médecins militaires, c'est que ces derniers ne peuvent payer patente, en leur qualité de militaires. Comme si la patente n'était pas une des formes de l'impôt qu'ils paient déjà en leur qualité d'officiers sans troupes, lorsqu'ils appartiennent au service des hôpitaux militaires, sous formes de contributions mobilières.

C'est bien le cas de répéter le proverbe : « Quand on veut noyer son chien, on dit qu'il est enragé. »

Le professeur Lasègue avait coutume de dire plaisamment aux élèves de service de santé militaire de sa clinique, avec le ton moqueur qui lui était habituel, qu'ils s'adonneraient un jour à la spécialité des maladies des femmes, probablement parce que cette branche de l'art de guérir leur était moins familière. Ce maître éminent leur conseillait de ne négliger aucune partie de la médecine ; il pensait avec raison que toutes les branches de la médecine sont solidaires et se prêtent un mutuel appui.

Aussi sommes-nous d'avis qu'on aurait tort de vouloir limiter le champ d'action professionnelle des médecins militaires ; il est bon que leurs investigations médicales dépassent les limites forcément étroites de leur service spécial dans leur intérêt, comme dans celui de l'armée.

Il est impossible d'aborder cette question sans parler de froissements d'amour-propre inévitables, dans le milieu militaire, auxquels sont soumis parfois les médecins militaires en particulier.

Qui ne se souvient de cette circulaire bizarre émanant du comité consultatif de santé des armées, ainsi que du conseil supérieur de santé de la marine, interdisant d'une façon absolue aux officiers du service de santé, c'est-à-dire aux médecins, la pratique de l'hypnotisme, dans l'armée et dans la marine.

Ces prescriptions, inspirées par l'unique souci de la santé des hommes, lesquels, en aucun cas, ne doivent servir de sujets d'expérimentations, qualifiaient de dangereuses, les pratiques de l'hypnotisme.

Inutile de dire que ces prescriptions furent suivies à la lettre, l'obéissance passive étant de règle dans l'armée comme dans la marine. Elles n'en ont pas moins paru baroques et surannées aux esprits indépendants peu familiarisés avec le service de santé militaire.

C'est, en termes militaires, la traduction du fameux précepte:

> De par le Roi, défense à Dieu
> De faire miracle en ce lieu.

S'il est vrai que les doctrines scientifiques se propagent en raison directe des obstacles que l'on met à leur évolution, la doctrine de l'hypnotisme est certainement assurée d'un brillant avenir.

On peut dire qu'il y a là une atteinte à la liberté professionnelle, la seule qui reste aux médecins militaires, car il y a quelque chose d'humiliant pour un médecin, à recevoir un ordre, au sujet de ce qu'il doit faire ou non, dans l'exercice de sa profession.

La pratique de l'hypnotisme est un acte médical comme un autre, relevant seulement de la conscience et de l'indépendance de celui qui l'exécute. Le médecin doit être complètement libre. Il a en mains un arsenal varié de ressources dont la plupart ne sont pas sans dangers. Qu'on lui laisse au moins la latitude d'apprécier quand et comment il doit s'en servir. Est-ce qu'il n'a pas fait des études dans ce but? Est-ce que sa pratique tout entière n'a pas pour objet de lui apprendre à saisir les indications et à connaître l'opportunité ou le danger d'une médication?

Pour les médecins militaires, en particulier, leur instruction et leur conscience professionnelles sont pour leurs malades le plus sûr garant.

Il est vrai que toute récrimination est non-seulement inutile, mais maladroite, car, dans l'armée, se plaindre d'une injustice, c'est presque toujours en provoquer une nouvelle.

Il est évident que dans un avenir plus ou moins éloigné, avenir que les vrais républicains appellent de tous leurs vœux, les médecins militaires deviendront inutiles avec la suppression des armées permanentes. Lorsque toutes les nations européennes seront en république et maîtresses de leurs destinées, elles n'auront pas la moindre envie de se faire la guerre, et les différents entre les nations seront réglés par une réunion d'arbitres, tout comme les différents entre citoyens le sont actuellement par les tribunaux.

Aux ambitions et aux convoitises des princes qui croient pouvoir disposer des nations au gré de leurs caprices, on substituera l'idée du droit et la revendication de la liberté, ce sera alors le règne de la paix universelle.

Je sais bien que cette opinion est considérée comme une idée irréalisable et traitée d'utopie par beaucoup d'esprits timorés, qui ne croient pas au progrès indéfini de l'esprit humain et à l'amélioration croissante de l'état social.

Au moyen âge, non plus, personne ne croyait à une rénovation complète de la société, il semblait tout naturel qu'une caste privilégiée vive aux dépens d'un peuple d'esclaves. Nos pères, en 1789, ont montré à l'Europe étonnée, que le vieux moule pourrait être brisé pour faire place à un nouveau plus conforme aux besoins de l'humanité. Il en sera de même forcément au siècle prochain, ce qui peut consoler le XIXe siècle de la situation présente.

Médecins de la Marine.

Le chapitre précédent, dans ses généralités, peut s'appliquer aussi bien aux médecins de la marine. S'il y a une catégorie admirable dans la grande corporation médicale, c'est incontestablement celle des médecins de la marine.

Leur organisation a été remaniée et améliorée à différentes reprises, dans ces dernières années, depuis que le gouvernement a compris les vraies destinées de la France contemporaine, en inaugurant l'ère des entreprises coloniales pour augmenter le champ de son action civilisatrice et colonisatrice.

La création du service de santé des colonies, dont les fonctionnaires sont recrutés parmi les médecins de la marine, a fourni à ceux-ci un nouveau débouché à leur activité.

Les fatigues exceptionnelles et inévitables, imposées aux médecins de la marine pour leur service spécial, engendrent dans ce corps, un nombre de démissions disproportionné et exagéré, auquel on a cherché à remédier dans une certaine mesure, sans avoir jamais pu y parvenir. Il en a été ainsi de tout temps et il en sera toujours de même : la situation des officiers de la flotte et celle des officiers du service de santé n'étant pas comparable.

Une chose qui frappe l'observateur, c'est le nombre considérable de docteurs qui s'intitulent anciens médecins de la marine, et qu'on rencontre un peu partout en France, dans les villes comme dans les campagnes, notamment sur tout le littoral. Ce qui prouve le nombre également considérable de démissions qui se produisent dans le corps de la marine.

Depuis leur nouvelle organisation, qui ne remonte qu'à quelques années, tous les médecins de la marine sont pourvus du diplôme de docteur en médecine. Il n'en était pas de même autrefois, et l'observateur est frappé du nombre de praticiens n'ayant aucun titre universitaire et qui s'intitulent ex-chirurgiens de marine. Ce sont les épaves glorieuses de l'ancien régime et si leur grade dans le service de santé de la marine est incontestable, puisque le médecin, en cours d'études, était embarqué avec le grade de chirurgien de la marine auxiliaire ou entretenu, il faut bien admettre que ce grade n'a aucune signification au point de vue de la pratique médicale, et qu'il ne confère aucun droit, il n'a de signification que pour le public qui confond dans une même catégorie les médecins de l'armée et de la marine, et s'imagine que leur diplôme n'est pas le même que celui des médecins civils. Aussi les englobe-t il tous sous la dénomination de chirurgiens et d'officiers de santé, titres qui ne correspondent plus à rien, et que les demi-médecins, dénommés officiers de santé par la loi qui s'obstine à les maintenir, contribuent à entretenir pour le plus grand dommage de la profession médicale en général.

A propos des médecins de la marine militaire, nous devons signaler à l'attention du public médical l'organisation déplorable du service de santé dans la marine marchande.

Dans celle-ci, on sait que la loi qui la régit oblige les armateurs à avoir à bord de leurs navires, dans certaines conditions déterminées, un médecin payé par eux ou par les compagnies de navigation, pour assurer le service de santé, soit des passagers, soit de l'équipage.

Or, la loi déjà ancienne, avec ses dénominations archaïques, désigna des chirurgiens ou des officiers de santé.

Il en résulte que par mesure d'économie, les puissantes compagnies de navigation, spéculant sur les dénominations vicieuses de la loi, et par suite sur la santé et la sécurité des existences qui leur sont confiées, embarquent des individus ne possédant aucun titre universitaire. Ce sont ou bien des étudiants en médecine en cours ou en rupture d'études, ou bien encore des médecins étrangers devenus des épaves flottantes, et dans les cas les plus rares, des officiers de santé.

C'est au point que le service de santé de la marine de l'Etat a été obligé de prêter ses médecins, lesquels sont tous aujourd'hui docteurs en médecine, à ces puissantes compagnies de navigation : ceux-ci sont placés hors cadres, au service de la marine marchande.

Il y a là une anomalie contre laquelle nous ne saurions trop protester ; la loi devrait les obliger à n'employer que des docteurs en médecine. Ce serait un précieux débouché pour les médecins civils sans emploi et sans clientèle qui sont nombreux et dont la situation est intéressante.

Est-ce que jamais, par analogie, la loi sur la marine marchande a permis l'embarquement de maîtres au cabotage aux lieu et place des capitaines au long cours, pour la conduite de ses navires?

Nous estimons qu'il ne saurait y avoir deux poids et deux mesures, et que de part et d'autre les mêmes garanties de savoir professionnel doivent être exigibles. Il y va des intérêts professionnels du corps médical et de la santé publique.

Mais, dans cette partie des services publics, comme dans les autres, les intérêts du corps médical ont été complètement sacrifiés. L'inertie des pouvoirs publics n'a d'égale que l'indifférence du corps médical.

Ce que nous voulons, c'est que selon l'adage antique :

Porta patens esto, nulli
Caudaris honesto doctori.

CONCLUSIONS.

Dans ces chapitres, nous avons passé en revue, d'une façon rapide, les différentes catégories des médecins. Nous avons cherché plutôt à synthétiser qu'à analyser l'état actuel de la question, qui exigerait de trop longs développements pour être approfondie comme il conviendrait. Nous avons exprimé notre opinion absolument personnelle, en toute liberté et en toute indépendance : n'appartenant à aucune coterie, nous avons surtout cherché à décrire l'état lamentable de la profession médicale, avec les abus qui se commettent journellement à nos dépens, et l'exploitation honteuse à laquelle nous sommes soumis, et dont les causes principales sont dues autant à une législation déplorable et à l'inertie des pouvoir publics, qu'à l'éternelle jalousie des médecins, l'*invidia médicorum pessima*.

La jalousie est parmi les passions, ce qu'est parmi les maladies, la rage.

Le remède est trouvé, dit-on, contre le virus rabique, seulement il n'est pas infaillible.

La corporation médicale devra élever une statue en or à celui qui trouvera un remède efficace contre la jalousie, mal tout aussi dangereux et qui fait autant de victimes.

La loi sur l'exercice de la médecine et les lois qui régissent la scolarité médicale sont défectueuses, nuisibles à la profession médicale et dangereuses pour la santé publique.

CHAPITRE VIII

LA CLIENTÈLE

Le jour, la nuit, à tout venant,
La Clientèle
Sans cesse nous harcèle !
Fils d'Esculape, ah oui, vraiment,
Notre métier n'est pas divertissant.

La clientèle est un champ dont le savoir-faire est l'engrais, et pour réussir dans la clientèle, il faut moins au médecin un mérite transcendant, un grand fond de science, que de la souplesse dans l'esprit, de la flexibilité dans le caractère, et du savoir-faire. Ces qualités indispensables sont à la portée de toutes les intelligences ; il est certains esprits qui les apportent en naissant, pour ainsi dire ; il en est d'autres qui ne les posséderont jamais ; affaire de caractère ou de tempérament, comme on voudra.

Médecins modestes, sacrifiez votre santé et votre fortune pour devenir savants et habiles ; séchez sur vos livres, pâlissez dans les hôpitaux, méditez jour et nuit les points les plus difficiles de votre art, étudiez-le pendant toute votre existence, renoncez à tous les agréments de la vie, aux charmes de la société, faites une entière abnégation de vous-même, si vous dédaignez le savoir-faire, vous serez souvent oubliés, rarement appréciés, et vous n'arriverez jamais au niveau de ces jongleurs qui distribuent leur poison en dépit des règles de l'art et du bon sens, contre lesquels vous tonnerez sans cesse et par qui vous serez toujours éclipsés.

Heureux le médecin lorsqu'on peut dire de lui :

> Il sait l'art de guérir, autant que l'art de plaire.

Le savoir-faire ou l'intrigue qui se confondent souvent, sont également nécessaires au médecin, en province comme à Paris, témoin le quatrain svivant :

> Le médecin savant et sans intrigue
> A Paris meurt de faim,
> Ou, s'il arrive enfin,
> Savant ou non, il meurt de fatigue.

Le diplôme de médecin équivaut à une condamnation aux travaux forcés à perpétuité. Il est rare qu'une fois engrené dans la profession médicale, on ne meure pas à la peine.

> Dans le corps médical on a cela de beau,
> De ne croiser les bras qu'au fond de son tombeau.

En résumé, nous dirons, d'une manière générale, que pour réussir, le médecin doit posséder trois savoirs : le savoir de l'étude, le savoir-vivre et le savoir-faire. A la rigueur, le dernier suffit.

Empressons-nous d'ajouter le faire-savoir, néologisme très à la mode, qu'a adopté le corps médical, ainsi que la chose qu'il représente.

Par le temps de publicité et de réclame à outrance qui tendent à industrialiser la médecine, le faire-savoir est devenu une qualité indispensable. La médecine des villes, comme celle des campagnes l'a adopté ; les procédés seuls diffèrent ; à la ville, le médecin a à sa disposition : la presse politique, les fonctions publiques et les relations sociales dont il peut se servir habilement. A la campagne, le médecin emploie les représentants de l'autorité, et le maire du village, ainsi que le garde-champêtre, l'instituteur et le curé se chargent de lui faire de la publicité. Comme on le voit, il y en a pour tous les goûts.

Inutile de dire que tant d'efforts sont dépensés en pure perte. La moindre réclame d'un industriel quelconque ou d'un marchand d'orviétan a beaucoup plus de succès auprès du public ignorant, qui se méfie beaucoup plus du médecin honnête que du vulgaire charlatan.

Vulgus vult decipi, dit l'adage ancien.

L'ingratitude des clients est proverbiale : pour n'éprouver aucun déboire dans la profession médicale, il faut considérer tout nouveau client comme un ennemi futur ou au moins comme un indifférent.

Les protestations de reconnaissance du client durent juste autant que sa maladie ; elles s'évanouissent dès qu'il a recouvré la santé, comme la rosée devant le soleil.

Recipedum dolet,
Nam sanus solvere nolet.

dit un vieux proverbe.

Fais-toi payer pendant que le malade souffre, parce qu'une fois guéri, il refusera de le faire.

Le dialogue suivant est journalier :

Le Malade. — Ah ! Docteur, je n'oublierai jamais que je vous dois la vie,

Le Docteur. — Si, oubliez-le, je préfère que vous vous rappeliez que vous me devez 15 visites à 10 francs !

Est-ce que dans la majorité des cas, le client ignare et méfiant, est capable d'apprécier à sa juste valeur les difficultés du traitement et le mérite de la guérison.

Il est un vieux proverbe qui dit que lorsque deux individus discutent sans savoir ce qu'ils disent, on peut être sûr qu'ils parlent de métaphysique. On pourrait en dire autant lorsqu'ils discutent médecine. Exemple : le client qui, discutant les honoraires réclamés par son médecin qui l'avait guéri d'une fièvre typhoïde, et qui, parlant du thermomètre médical qu'on lui avait appliqué pendant sa maladie, disait que jamais on ne lui avait appliqué un remède qui fit autant de bien que celui-là.

Comme pendant à la devise du médecin : guérir quelquefois, soulager souvent, consoler toujours ; nous proposons la suivante : recevoir quelquefois, donner souvent, être exploité toujours.

Il n'est pas de ruses que le client n'invente pour exploiter les médecins, témoin l'histoire suivante :

Un paysan dont la femme est malade, fait à son médecin cette proposition : Je vous promets 100 francs que vous tuiez ou que vous guérissiez ma femme. La malade mourut, et quand le docteur se présenta pour réclamer les honoraires convenus, le paysan lui tint ce langage : vous convenez bien que vous n'avez ni tué ni guéri ma femme, donc vous êtes hors des termes de mes conventions et n'avez légalement droit à rien.

C'est la monnaie de singe dont on nous paie habituellement ; il est vrai que c'était un paysan normand, mais les paysans gascons valent-ils mieux ? « Certain renard gascon, d'autres disent normand », d'après Lafontaine.

Le paysan, être rusé et avare par excellence, et auquel le médecin sera toujours inférieur dans la discussion de ses intérêts, emploie toutes les ruses pour se dispenser de payer son médecin. Celui-ci, las de discuter, finit toujours par lui faire une concession et par lui diminuer son compte, comme un vulgaire épicier.

En effet, les conseils, pour le paysan, ce sont des paroles, *sunt verba et voces prœterea quœ nihil*; c'est-à-dire des choses sans valeur; il n'y a que les choses matérielles qui se paient, aussi paie-t-il toujours mieux son pharmacien que son médecin.

A qui la faute, me direz-vous, je vais vous le dire: La faute en est:

1° Aux usages stupides de la corporation médicale, dont les membres se mettent à la merci de leurs clients et acceptent la discussion de choses qu'ils sont incapables de discuter;

2° A cette déplorable habitude de fournir des notes détaillées de leurs honoraires, comme des comptes d'apothicaires ou des comptes d'épiciers;

3° A cette non moins funeste coûtume des médecins qui consiste à s'assimiler eux-mêmes à de vulgaires commerçants, en tenant des livres de comptabilité, ce qu'aucun texte de loi ne les oblige à faire, ce que la justice ne saurait exiger, et ce que la dignité du médecin lui interdit.

Que de vulgaires industriels enrichis dans le bœuf ou la saucisse et pour lesquels le commerce a été l'école de la tromperie, viennent discuter nos comptes d'honoraires, ce n'est pas à nous à fournir des armes pour nous faire battre, car, soyez convaincus que vos livres de comptabilité, fussent-ils en règle, ces honorables commerçants trouveront toujours des juges pour appuyer leurs griefs et leur donner raison.

Aux discussions intéressées de ces clients de mauvaise foi, nous devons opposer notre science de médecins, notre conscience d'honnête homme, et le plus profond mépris.

Que les princes de la science qui, eux, ayant affaire à une clientèle d'élite, ne connaissent pas les misères professionnelles des humbles de la profession, de ceux qu'on pourrait appeler les plébéiens, viennent nous parler de la reconnaissance des clients comme le docteur Dechambre et autres, nous estimons qu'ils en parlent avec autant de compétence qu'un aveugle des couleurs.

La reconnaissance des clients est comme la sueur de cantonier, ç'a n'existe pas.

A propos de clientèle, une bonne plaisanterie contre laquelle on ne saurait trop se mettre en garde, est la cession de clientèle. Car il y a des médecins qui vendent leur clientèle, et par conséquent il y a des médecins qui l'achètent. On comprend qu'un avoué, un notaire, un huissier, un officier ministériel, en un mot, puisse vendre sa charge, c'est-à-dire sa clientèle, chose tangible et matérielle, puisqu'elle ne peut aller ailleurs, en vertu d'un monopole conféré par l'Etat. Mais il ne saurait en être de même dans la profession médicale; nous n'avons aucun monopole, nous n'avons que la liberté, fort heureusement, le bien le plus précieux; dix médecins peuvent s'installer dans notre résidence et la clientèle peut aller où bon lui semble. Quand le médecin qui vend sa clientèle, s'interdit l'exercice de sa profession et pilote son successeur auprès de ses clients, et il ne peut pas faire autre chose, quelle garantie aura son successeur? Absolument aucune. Il achète une chose qui n'existe pas, une chose immatérielle, si l'on peut s'exprimer ainsi, car si l'eau va toujours à la rivière, la clientèle ne va pas toujours au médecin, tant s'en faut. La clientèle peut se dissiper comme un nuage, quand on veut s'en approcher, elle peut être détournée de sa voie habituelle, par une foule de raisons indépendantes de notre volonté, et aussi par des confrères jaloux et envahissants comme il en existe tant, ou ambitieux et dévorés de cette soif de popularité qui s'est emparée de la nouvelle génération et qu'il faut satisfaire à tout prix.

Qu'on ne vienne pas comparer, comme l'ont fait certains auteurs, la cession d'une clientèle médicale à la cession d'un fond de commerce; les deux choses ne sont nullement comparables, le commerçant vend quelque chose, puisqu'il cède son fond, c'est-à-dire son stock de marchandises; où sont les marchandises du médecin?

Nous ne nous appuierons pas, pour apprécier la validité d'une cession de clientèle médicale, sur la jurisprudence usitée en pareilles matières car, en ces sortes de choses, *tot capita, tot sensus. Grammatici certant et ad huc subjudicie lis est.*

Pour résumer notre opinion, nous dirons que le médecin qui cède sa clientèle possède une bonne dose d'habileté et que le médecin qui lui achète, possède une plus forte dose de naïveté.

A propos de clientèle, il est une question médico-légale, qui a été étudiée par des médecins et des jurisconsultes, avec beaucoup de détails, et à notre avis, bien inutilement. C'est la question des dispositions à titre gratuit faites en faveur des médecins par leurs clients.

Il nous semble que c'est ajouter l'ironie à la situation lamentable du corps médical. A-t-on jamais vu des clients généreux faire des libéralités à leur médecins? Ce qui est d'usage constant, c'est l'ingratitude des clients envers leurs médecins: c'est de voir ces derniers dans l'impossibilité de recouvrer leurs légitimes honoraires.

On voit bien des malades léguer leur fortune à des établissements hospitaliers.

> Ce sont des hommes d'honneur et de piété profonde
> Qui veulent rendre à Dieu ce qu'ils ont pris au monde

généralement pour le plus grand bien des communautés religieuses, auxquelles ces legs permettent de vivre dans une douce oisiveté (*molle otium cum dignitate*.)

Les membres de ces congrégations religieuses ayant fait vœu de pauvreté, il est tout naturel qu'ils mangent le bien des pauvres.

En tout bien tout honneur.

CHAPITRE IX

LES HONORAIRES

L'aphorisme d'Hippocrate sera éternellement vrai:

Accipe dum dolet, quia sanus solvere nolet.

> A-t-on besoin de lui, le docteur est un ange,
> Et même un Dieu, si vient la guérison.
> Vient-il à réclamer son salaire ? tout change,
> Il n'est plus qu'un affreux démon.

Le médecin qui attend ses honoraires de la reconnaissance spontanée de ses clients, ressemble à ce voyageur qui attendait que la rivière eut fini de couler pour passer sur l'autre rive.

D'où la nécessité pour le médecin de réclamer ses honoraires en temps opportun, ainsi que la loi lui en fait une obligation, puisque la prescription est admise par la loi; et Dieu sait si les clients savent en user et si les juges appliquent la loi dans ces cas particuliers. Voulez-vous vous défaire d'un client ennuyeux ? Envoyez-lui la note de vos honoraires, il vous abandonnera bien vite pour aller trouver un confrère moins exigeant; car il ne manque pas d'excellents confrères qui ne réclament jamais leurs honoraires et les attendent de la bonne volonté de leurs clients, pour le plus grand dommage du pauvre médecin qui n'a que le produit de son travail pour vivre.

Je ne parle pas du quantum des honoraires, c'est une question laissée à l'appréciation de chacun, et pour l'évaluation desquels tant de considérations entrent en ligne de compte, qu'il serait puéril de vouloir les fixer d'une manière générale. Il est évident que la valeur personnelle du médecin, ainsi que la position de fortune du client, sont pour beaucoup dans cette évaluation et il nous semble que bien que nous soyons juge et partie dans l'affaire, il n'est pas impossible d'adopter une juste mesure ; tout se réduit à une question de proportion, quoi qu'on en dise, et si, dans des cas analogues, un maître de la chirurgie ou un prince de la science évalue ses honoraires à tel chiffre, il nous est bien possible d'évaluer les nôtres d'une façon proportionnelle, toutes choses étant égales d'ailleurs.

Ce que je condamne d'une façon absolue et je crois que tout le monde est de mon avis, c'est le taux dérisoire auquel ne craignent pas de descendre un certain nombre de confrères, arguant que dans certaines campagnes déshéritées, il serait absolument impossible au médecin d'exiger des honoraires plus élevés étant donné l'état de gêne voisin de la misère d'une population besogneuse.

A ces confrères, qui abaissent leurs services au niveau de ceux de vulgaires artisans, nous ferons observer que si certains de leurs clients sont incapables de les honorer convenablement, ils n'ont qu'à les traiter comme les indigents, et comme tels, exiger des communes des honoraires conformes à la dignité médicale. C'est affaire aux communes de se faire rembourser par ces particuliers, des soins qu'ils sont capables de payer.

Le rôle du médecin n'est pas celui de pourvoyeur

public et on ne saurait raisonnablement exiger du médecin, dans une société démocratique, qu'il sacrifie son temps et son argent pour soulager ses concitoyens, alors que le budget des communes rembourse intégralement au boulanger le montant des fournitures qu'il fait aux nécessiteux.

Qu'on ne vienne pas nous parler de charité et d'humanité, ce sont des vertus admirables, que le médecin sait mettre en pratique quand l'occasion s'en présente et il n'a besoin des leçons de personne à ce sujet. Ce sont surtout de grands mots dans la bouche de ceux qui les invoquent sans cesse et les pratiquent aux dépens des autres, comme les prêtres, qui ne sont que des intermédiaires entre ceux qui donnent et ceux qui reçoivent.

Car, en raison du nombre considérable d'indigents et de non-valeurs auxquels le médecin prodigue ses soins, au détriment de sa bourse, on peut dire que relativement à sa fortune, le médecin fait beaucoup plus d'aumônes que le millionnaire qui en fait le plus.

Et à ce propos, qu'on nous permette de signaler la façon scandaleuse dont un grand nombre de municipalités dressent la liste d'indigents de leurs communes, qui ont droit aux soins gratuits du médecin. Avec l'organisation déplorable de l'administration que nous subissons, il arrive qu'une somme fixe étant dévolue sur le budget départemental, aux communes pour le traitement des indigents, les municipalités, pour dépenser cette somme en totalité, inscrivent sur la liste de leurs indigents, des citoyens qui possèdent des ressources parfaitement suffisantes ; et nous en avons connu dans certaines communes rurales, qui, tous les ans, achetaient des terres, mais avaient recours aux soins gratuits du médecin.

Or, le bon sens, d'accord avec la loi, n'admet comme indigent que celui qui :

1° Ne paie aucune contribution;

2° Ne possède rien et est incapable de gagner sa vie.

A ceux-là seuls la société doit aide et protection, c'est-à-dire : logement, nourriture, soins.

Nous contestons absolument, en l'état actuel de notre législation, à l'État et aux communes, le droit de soigner gratuitement d'autres personnes que les indigents reconnus.

Notez bien que c'est absolument la doctrine reconnue pour les boulangers, bouchers, logeurs, et même les pharmaciens.

Seuls, les médecins sont, paraît-il, hors la loi, avec eux tout est permis, même la spoliation.

Il y a là un abus véritablement scandaleux, contre lequel le corps médical ne saurait trop protester. Malheureusement ce besoin de popularité, qui s'étend chaque jour davantage, s'oppose à toute revendication de la part du monde médical.

Si nous ne voulons pas discuter sur le taux des honoraires, qui doit être laissé à l'appréciation de chacun, on nous permettra de dire un mot de la question à propos des visites de nuit qu'on a l'habitude de taxer au double de celles de jour et avec juste raison, car vous savez que le sommeil du médecin est le seul qu'on ne respecte pas. Où on cesse peut-être d'être d'accord, c'est lorsqu'il s'agit de savoir où commence et où finit la nuit; si les astronomes sont d'accord à ce sujet, il n'en est pas de même des médecins; et nous serions d'avis d'adopter, pour cette détermination, les heures qu'a adoptées la loi sur le travail de nuit des ouvriers.

Ceux-ci considèrent, et avec raison, comme travail de nuit, tout travail accompli de 9 heures du soir à 5 heures du matin; ce laps de temps fait partie des trois huit réclamées avec unanimité par les ouvriers du monde entier.

Il doit en être de même pour tous les travailleurs indistinctement.

A propos du paiement des honoraires, on sait à quelles difficultés insurmontables se heurte le médecin, qui, se fiant à la bonne foi des clients, veut se faire payer, surtout après des mois ou des années

S'il est un précepte recommandable, c'est bien le suivant : Ne souffrez jamais que la reconnaissance s'accumule en longues dettes; ainsi que la mémoire, elle s'use par les années.

Il faudrait donc, pour éviter ces difficultés, se faire payer comptant, comme en Angleterre, ce qui n'est dans les mœurs ni des clients ni des médecins en France.

Quant au paiement anticipé des honoraires, il est des circonstances particulières dans lesquelles cette manière de faire devient une nécessité. Et pourquoi, d'une manière générale, les médecins ne feraient-ils pas ce que font couramment les officiers ministériels, tels qu'avoués, notaires ou huissiers, ainsi que les avocats. Les membres de cette honorable corporation ont bien soin de faire verser par leurs clients une somme déterminée, qu'ils appellent provision (aimable euphémisme), sans compter les honoraires qu'ils ne manquent pas de retenir plus tard, sous la rubrique de « soins donnés à l'affaire ».

Et depuis quand les soins donnés à la santé d'un individu ou d'une famille ne méritent-ils pas la rémunération des soins donnés aux affaires d'intérêt ?

Or, les honoraires des gens d'affaires sont toujours intégralement payés sans contestations, tandis que les honoraires des médecins sont toujours contestés quand ils ne sont pas niés partiellement ou en totalité. Est-ce à dire que dans ces cas, la loi ne protège pas les médecins comme elle protège un créancier ordinaire vis-à-vis de son débiteur ? Sans doute, en théorie, tous les citoyens sont égaux devant la loi ; mais en pratique, je ne conseillerai à aucun médecin de revendiquer sa créance devant les tribunaux ; il s'exposerait à toutes sortes d'humiliations d'abord, et ensuite à dépenser en frais de justice plus que le montant de sa créance.

Citons quelques exemples pris au hasard. La presse médicale en cite un grand nombre ; et il n'est pas de praticien qui n'en connaisse de tout à fait topiques et des plus démonstratifs.

Un fait particulier d'abord :

Un riche négociant de Paris, auquel je fis présenter un note d'honoraires, pour soins donnés à son enfant placé en nourrice à la campagne, offrit la moitié de la somme réclamée ou rien du tout, conformément aux habitudes de certains commerçants qui paient ainsi leurs fournisseurs en offrant cinquante pour cent.

L'agent d'affaires chargé de ce recouvrement me répondit que c'était à prendre ou à laisser, et que si je n'acceptais pas ses offres, je n'aurais rien du tout.

Il m'expliqua alors que pour me faire payer le total qui m'était dû, il me faudrait un délai d'au moins deux ans, pendant lequel mon client de mauvaise foi me traînerait devant toutes les juridictions, devant lesquelles je serais obligé de fournir une note détaillée de tous les soins et visites, laquelle note serait discutée et invariablement réduite par les tribunaux; que dans ces conditions, pour éviter des frais considérables, et des lenteurs préjudiciables, je n'avais qu'à accepter; qu'il en était toujours ainsi avec les clients de mauvaise foi.

Ab uno disce omnes.

C'est le cas de dire avec Lafontaine:

> Ce qu'on donne aux méchants, toujours on le regrette.
> Pour tirer d'eux ce qu'on leur prête,
> Il faut que l'on en vienne aux coups:
> Il faut plaider, il faut combattre.

Autre exemple:

Un chirurgien demande cent francs par nuit passée au chevet d'un malade riche; et celui-ci guéri, refuse les honoraires. Procès. Les trois experts nommés par le tribunal, pour apprécier la note, passent une demi-heure à cette besogne, et tout en trouvant que cent francs sont beaucoup pour une nuit, ils réclament chacun deux cents francs d'honoraires : Total six cents francs que le chirurgien paiera.

C'est encore le cas de dire avec Lafontaine:

> Au lieu qu'on nous mange, on nous gruge,
> On nous mène par des longueurs.
> On fait tant à la fin que l'huître est pour le juge,
> Les écailles pour les plaideurs.

Troisième exemple dans lequel l'ironie s'en mêle. La veuve d'un médecin mort du choléra réclamant près du juge de paix des honoraires dus par un malade que son mari avait sauvé de cette terrible maladie. «Je m'étonne dit le juge, de cette réclamation ; les médecins n'ont-ils pas été assez récompensés par les éloges des journaux ! »

L'exemple suivant pourrait être intitulé : une visite payée par le médecin. Un père de famille vient chez un médecin le prier de venir visiter un de ses enfants très malade.

Le médecin lui répondit : N'ayant pas de moyen de transport, il faut que vous m'ameniez cheval et voiture... Le père de famille revint avec la chose demandée, emmena le médecin, qui eut le bonheur de pouvoir sauver le malade ; mais lorsque le médecin envoya une note de dix francs pour sa visite, le client lui répliqua en lui communiquant une facture de complaisance s'élevant à la somme de quinze francs qu'il s'était fait délivrer par un voisin qui lui avait prêté sa voiture.

Le cas fut porté devant le juge de paix, qui condamna le médecin à rembourser la somme de cinq francs représentant la différence de sa note avec celle de son client.

Il nous paraît inutile de continuer ces citations ; celui qui les voudrait toutes colliger en formerait un joli recueil.

Ad majorem medicorum gloriam. Car, dans ces conditions, il est infiniment plus honorable d'être condamné que de condamner.

Et nous ajouterons qu'il ne saurait en être autrement avec l'organisation actuelle de la justice. La juridiction devant laquelle sont portés nos intérêts professionnels, quand il s'agit d'honoraires, est celle des justices de paix. Or, avec le recrutement fantaisiste des juges de paix, qui n'ont pas à prononcer de jugements, et pour cause, dont le rôle est, avant tout, de faire de la conciliation ; quels arrêts pensez-vous attendre de ces pseudomagistrats.

Recrutés, pour la plupart, dans toutes les classes de la société, aucune garantie de science juridique n'est exigée d'eux, à moins que par droit de naissance, ils aient l'esprit juridique, cette qualité si rare, même parmi les magistrats, et cependant si nécessaire. Les juges de paix sont recrutés dans toutes les professions, et nous en avons connu dont le passé, quoique des plus honorables, n'était cependant pas une garantie de capacité.

Sans parler des anciens hommes de loi qui ont appris la jurisprudence en barbouillant du papier timbré dans l'étude obscure d'un tabellion quelconque, et dont la science de jurisconsulte s'est élevée à la hauteur du mur mitoyen ; il y a un grand nombre de juges de paix, tels que d'anciens vétérinaires, d'anciens agents de police, ou d'anciens gendarmes, dont on a récompensé les services politiques en les nommant magistrats, qui sont évidemment très respectables, mais dont le degré d'intelligence ou d'instruction n'est peut-être pas assez élevé pour comprendre, apprécier et estimer à leur juste valeur, les réclamations du médecin en matière d'honoraires.

Que pouvez-vous attendre en ces sortes de choses, du jugemenl d'un ancien gendarme, qui n'a jamais connu que la consigne et le port d'armes, et dont l'obéissance passive à laquelle il a été soumis toute sa vie, a obscurci les facultés intellectuelles, en admettant qu'elles fussent développées à son entrée dans la carrière.

Et c'est cependant à de semblables magistrats, gens très respectables, cela va sans dire, que sont soumises nos affaires médicales avec les clients.

Si vous joignez à cela, le traitement dérisoire que leur octroie le gouvernement, est-il humainement possible que ces pseudomagistrats, gens besogneux, souvent aveuglés par des intérêts locaux et jaloux de notre supériorité matérielle, intellectuelle et morale, puissent sainement apprécier et estimer à leur juste valeur, les services dont la mauvaise foi des clients discute l'importance.

Les juges de paix, mal recrutés et encore plus mal payés, ne peuvent faire que de mauvaise besogne ; le gouvernement en a pour son argent ; malheureusement ce sont les justiciables qui en supportent les conséquences, et dans l'espèce comme on dit au palais, ce sont les médecins.

CHAPITRE X

QUALITÉS DU MÉDECIN. — LEUR APPRÉCIATION
QUALITÉS EXTÉRIEURES : PHYSIQUE — AGE — SEXE — TENUE — MARIAGE

Qualités du Médecin. — Leur appréciation.

Être utile et plaire à tous, nous semble être la formule résumant toutes les qualités que doit posséder le médecin, pour réussir auprès du public. Nous avouons que la formule est plus facile à énoncer qu'à appliquer.

Ce chapitre est consacré à l'étude des qualités que le médecin est le plus souvent obligé de posséder, qualités innées ou acquises, peu importe, soit qu'elles lui soient données par la nature, il les apporte pour ainsi dire en venant au monde, soit qu'il ait cherché à les acquérir, dans l'espoir de se concilier l'estime et la considération publiques, en vue d'une clientèle choisie.

Nous devons avouer tout d'abord que nous faisons peu de cas de ces qualités, parce que d'abord elles ne prouvent rien, et qu'ensuite elles sont plus ou moins nécessaires, selon le milieu dans lequel exerce le médecin.

Les quelques auteurs que nous avons eu l'occasion

de citer, au début de ce livre, s'étendent complaisamment sur ce chapitre, qui nous paraît tout à fait secondaire.

Un homme est assez beau quand il a l'âme belle, a dit un poëte ; nous ajouterons et un médecin aussi.

Quelles que soient les qualités du médecin, il n'arrivera jamais à contenter tout le monde, et comme en dehors de ses pairs, c'est-à-dire en dehors du corps médical, personne n'est capable de l'apprécier et de le juger en connaissance de cause, médicalement parlant, et ses malades moins que les autres, il arrive que le public le juge d'après certaines qualités extra-médicales, que nous autres médecins, nous estimons médiocrement.

Il est évident que ce n'est pas d'après le nombre de guérisons de ses malades, qu'on peut juger un médecin. Nous savons tous qu'un médecin sérieux et digne de ce nom, n'a pas la prétention de guérir ses malades ; il se contente d'être le *médicus minister naturæ et interpres*, selon la belle définition du père de la médecine ; et en chirurgie, il est de l'avis d'Ambroise Paré : « Je le pansay, Dieu le gaarit ». C'est ce qu'a dit Baglivi : *Medicus si naturæ non obtemperat, naturæ non imperat.*

Donc, le client, être ignorant et gobeur, jugera le médecin d'après des signes qui, à nos yeux, n'ont aucune valeur.

Qualités extérieures : Physique.

De toutes les qualités extérieures, le physique est naturellement la qualité dominante qui frappera le plus le client.

Les avantages physiques proprement dits, tels que, le facies, la taille, l'embonpoint, la vigueur physique, donnent aux médecins qui sont doués de ces avantages, une certaine supériorité aux yeux du public.

Les attributs de la virilité inspirent, en général, le respect aux faibles, la confiance aux femmes, et le public n'aura que de la pitlé et de la défiance pour un médecin chétif et malingre, ou dont l'état de santé ne sera pas florissant ; n'admettant pas que celui qui ne sait pas conserver ou acquérir pour lui-même la force et la santé, puisse faire pour les autres ce qu'il n'a pu faire pour lui-même. C'est la logique implacable des profanes. Inutile de raisonner avec ces esprits étroits et à courte vue ; nous savons tous que malheureusement, le médecin le plus savant et le plus habile ne peut guère changer sa constitution et son tempérament ; il peut tout au plus les modifier légèrement. Un individu lymphatique ou strumeux ne sera jamais un homme bien vigoureux ; les moindres accidents de la santé feront apparaître ou aggraveront les manifestations diathésiques de son état général. C'est un principe de pathologie générale universellement reconnu et dont la pratique médicale confirme chaque jour la vérité.

Il en serait de même du médecin atteint de féminisme ou d'infantilisme, ce type-là aurait peu de chances de succès, surtout auprès du beau sexe.

Le regretté professeur Paul Lorain aimait à appeler l'attention de ses élèves sur ces types, et amplifiant encore, il allait jusqu'à dire qu'une belle barbe était indispensable au médecin. Il n'admettait qu'en partie l'adage ancien :

Vir pilosus, aut fortis, aut libidinosus, aut phthisicus.

Attribuant toutes les qualités au *vir pilosus*, il n'admettait pas qu'il pût être *phthisicus*.

Age.

Les préjugés du vulgaire se donnent librement carrière à propos de l'âge, et bien qu'on n'ait que l'âge que l'on paraît avoir, l'âge de ses artères, dit Peter, il a la prétention de juger de la valeur du médecin, d'après l'âge de celui-ci : chaque âge a ses défauts comme ses qualités. Malheureusement pour le vulgaire, nous avons tort de vieillir ; car, il fait des vieux médecins, comme des vieux chevaux, il n'en veut plus dès qu'ils ont atteint l'âge de la vieillesse. Est-ce sous prétexte que nous nous affaiblissons et que nos sens et notre cerveau s'en ressentent et ne peuvent plus fonctionner aussi bien qu'autrefois. Il a même moins de reconnaissance pour les vieux médecins que pour les vieux chevaux ; car, au moins, il n'abandonne pas ces derniers tout à fait, tandis qu'il abandonne complètement les vieux médecins.

N'allez pas lui parler de l'expérience acquise, de la prudence et de la sagesse proverbiales des vieillards ; vous perdriez votre temps ; à ses yeux, le médecin dans sa vieillesse est ramolli, usé et doit être relégué au musée des antiques, pour l'édification des générations futures.

Le public a une égale aversion pour la jeunesse que pour la vieillesse, et il s'éloigne de la première comme de la seconde, répétant à qui veut l'entendre, qu'un jeune homme ne saurait avoir d'expérience, qu'il manque de prudence, et que son instruction est forcément incomplète, qu'il lui manque la pratique, etc., etc... Il n'est pas un médecin qui n'ait entendu cette antienne. Il faudrait en rire, si l'on n'était obligé d'en pleurer.

En effet, je vous le demande, à quoi sommes-nous bons, si le public malveillant et ignare, ne veut plus de notre ministère à nos débuts, dans notre jeunesse, et au déclin de la vie, dans notre vieillesse. C'est en vérité une bien triste situation, bien digne de pitié.

Le vulgaire peut n'estimer le médecin qu'à l'âge mûr, ce n'est qu'à cet âge, d'après lui, que son talent est en pleine maturité, que toutes ses facultés sont dans leur plein épanouissement.

C'est le cas de répéter ou jamais, avec les anciens : *Ars longa, vita brevis, expermentum fallax*.

Il s'ensuit que, comme la période de la vie moyenne de l'homme est très courte, puisqu'il n'a pas la longévité du chameau, le médecin est sûr et certain, ou bien de mourir de fatigue, à l'âge moyen, ou bien de mourir de faim sur ses vieux jours. La perspective est tout à fait réconfortante, et je ne connais pas de profession qui en offre d'aussi séduisante.

D'après ce que nous venons de dire, il nous paraît inutile d'ajouter que, à notre avis, il est impossible de voir accorder raisonnablement une suprématie quelconque à une période de la vie quelle qu'elle soit.

Nous le répétons, chaque âge a ses défauts et ses qualités : à la jeunesse l'espérance, la confiance, l'audace, et le proverbe : « *Audaces fortuna juvat* » est vrai quelquefois, en médecine comme ailleurs.

A la vieillesse : l'expérience, la prudence, et le scepticisme, qualités qui ne sont pas à dédaigner non plus. A l'âge mûr ou moyen de la vie, quelles seraient ses qualités?

Réunirait-il, par une sage pondération, ces éléments divers, pour en former un faisceau de qualités supérieures, se rapprochant davantage de la perfection idéale? *In medi stat virtus*. Tel n'est pas notre avis. L'âge mûr est une période de transition, dans laquelle le médecin perd chaque jour les qualités de la jeunesse, qui vont se fondre insensiblement pour former peu à peu, l'état d'esprit spécial au vieillard; ce n'est plus la fougue de la jeunesse qui ne doute de rien, ce n'est pas encore le scepticisme désolant et la sage lenteur du vieillard; c'est un état intermédiaire qui participe des deux, et ce serait plutôt un état remarquable par ses qualités négatives en bien ou en mal.

Sexe.

Nous avons dit dans un autre chapitre ce que nous pensions du sexe du médecin. Il nous paraît inutile d'y revenir. Nous condamnons d'une façon absolue l'empiètement de la femme sur notre domaine, que nous considérons comme une usurpation de fonctions de tous points condamnable; n'étant d'aucune manière partisan de l'émancipation de la femme, que nous trouvons beaucoup trop émancipée déjà dans l'état social des nations de l'Occident.

Tenue.

A notre humble avis, s'il est une question oiseuse, c'est bien celle de la tenue des médecins, et le chapitre que consacrent à cette question les auteurs que nous avons cités, est très curieux à parcourir, et le sérieux avec lequel ils traitent un sujet si futile nous a toujours rempli d'étonnement.

Il est à remarquer, en effet, qu'autant on attachait peu d'importance, autrefois, à la tenue des médecins, autant on semble lui en accorder aujourd'hui.

Cela tient probablement à ce qu'autrefois, dans une société aristrocratique, chaque caste ayant un costume spécial, on n'éprouvait pas le besoin de discuter à ce sujet.

Aujourd'hui, il paraît en être autrement, et dans notre société démocratique, avide d'égalité, où toutes les classes sociales sont confondues, où le niveau égalitaire semble avoir prise sur tous les rangs, le médecin ne se distingue des autres citoyens par aucun signe extérieur, il a la tenue qui lui plaît, ou plutôt la tenue que nécessite le milieu dans lequel il pratique. L'étiquette n'est pas de rigueur dans le milieu ouvrier des villes ou des campagnes, comme dans le grand monde. Il n'y a pas bien longtemps que les membres de chaque profession étaient reconnaissables sinon par un costume spécial, du moins par une manière particulière de se vêtir; et *l'habitus* extérieur d'un médecin ou d'un artiste n'était pas celui d'un commerçant ou d'un militaire.

Qui ne se rappelle le costume ordinaire de certaines corporations ? Costume que nous qualifions aujourd'hui d'archaïque et de grotesque. Autrefois, le parfait notaire était invariablement revêtu d'une redingote noire, lui battant les talons, d'une cravate blanche, du chapeau haute forme et de lunettes d'or; le menton soigneusement rasé. L'instituteur, le visage imberbe, la chevelure retombant sur ses épaules et la redingote trop longue, était un type à part, introuvable aujourd'hui. Le médecin se drapait dans des vêtements amples, le chef recouvert d'un vaste chapeau, pour abriter ce cerveau puissant, et l'énorme perruque ou la barbe de fleuve complétaient cet accoutrement, dont l'image nous fait sourire actuellement.

Il est certain que ces types sont inconnus de nos jours ; on en retrouve encore quelques rares spécimens, dont l'image évoque toujours un passé regrettable à certains points de vue.

Le service militaire personnel et obligatoire, que les événements de 1870 ont rendu indispensable en France et qui confond dans le même moule, tous les rangs de la société, n'a pas peu contribué à cette transformation.

Le militarisme n'est pas cependant l'unique cause, il faut y ajouter le cosmopolitisme, qui s'accroît dans des proportions inconnues jusqu'ici.

A propos du costume des médecins, il est un fait digne de remarque, c'est que les Français, qui se disent citoyens libres d'un pays libre, ont la manie de revêtir un uniforme quelconque, et la nation se subdivise en une foule de catégories qui s'attribuent toutes des uniformes fantaisistes.

Depuis l'uniforme militaire, que chaque citoyen revêtit périodiquement, jusqu'aux uniformes des lycéens, des membres des sociétés musicales, des grands corps constitués de l'État, ou des diverses administrations, la manie de l'uniforme a pénétré dans toutes les classes de la société.

A ceux qui partagent ce goût de l'uniforme, qu'il nous soit permis de remettre en mémoire le décret du 20 Brumaire an XII (12 Novembre 1803), qui n'a jamais été abrogé, qui a force de loi et qui permet aux simples docteurs de porter un costume. Voici l'article 2 de ce décret. Les simples docteurs en médecine, lorsqu'ils seront invités à quelque cérémonie publique, et lorsqu'ils prêteront serment, feront ou affirmeront des rapports devant les tribunaux, pourront porter le costume qui suit : robe noire d'étamine avec dos et devants de soie cramoisie, bordée d'hermine, habit noir à la française, cravate de batiste tombante, toque en soie cramoisie, avec un galon d'or.

Avec ce costume de chats fourrés, je leur prédis un vrai succès auprès du public amateur du pittoresque.

Napoléon Ier, qui avait domestiqué toute la nation française, avait multiplié les uniformes. Ce sont ces vestiges de l'ancien temps qui subsistent encore aujourd'hui et qu'on devrait bien laisser aux peuplades du centre de l'Afrique ; car de l'uniforme à la livrée, il n'y a que la distance d'un préjugé.

A propos de tenue, nous ne parlerons pas de la propreté, c'est une question d'hygiène, et la recherche de l'asepsie, qui est l'idéal en médecine, nous en fait un rigoureux devoir, aujourd'hui plus que jamais.

Mariages.

On compare un homme qui se marie à un imbécile mettant la main dans un sac pour une anguille qui s'y trouve avec cent vipères.

Nous n'aurions pas parlé de cette question, si les auteurs que nous avons cités ne s'évertuaient à conseiller le mariage aux médecins. Et les raisons qu'ils invoquent à l'appui ne nous paraissent pas absolument convaincantes, et surtout bien flatteuses pour le corps médical.

Ces raisons peuvent se réduire à deux. Les médecins doivent se marier :

1° Parce que l'état de mariage est de nature à préserver les médecins de certains entraînements et de certaines embûches auxquelles ils sont plus que tout autres exposés; étant donnée surtout la réputation plus ou moins usurpée, qu'ont les médecins, d'être les fervents disciples du culte de Vénus; 2° parce que le mariage est une garantie pour les familles, où le médecin deviendra le confident de tous les secrets du sexe féminin.

Au premier motif nous répondrons que les occasions que rencontre le médecin dans sa pratique, ne sont pas précisément de nature à lui faire rechercher le beau sexe, car ce n'est pas ordinairement sous ses aspects les plus séduisants qu'il nous apparaît, et les applications du spéculum sont, à notre avis, un vrai remède contre l'amour; quant à la réputation d'être adonnés au culte de Vénus, les médecins ont vraiment bien d'autres préoccupations et d'autres soucis en face des terribles problèmes qu'ils ont chaque jour à résoudre.

Le second motif invoqué en faveur du mariage des médecins est au moins bizarre. Comment, chaque jour, d'honnestes dames ou pucelles vont se confesser à des prêtres jeunes et célibataires, qui sont admis dans l'intimité des familles catholiques; et ces mêmes familles ne se confieraient pas aux médecins dans la même situation. Nous ne voyons pas la différence qu'il y a entre les deux, et s'il y a une garantie morale à invoquer, nous estimons qu'on la trouve de notre côté.

D'où nous concluons que le mariage des médecins, que les auteurs conseillent comme un talisman destiné à faciliter l'accès du sanctuaire des familles, est une question spécieuse et tout à fait indifférente.

CHAPITRE XI

QUALITÉS INTELLECTUELLES

Mémoire.

La mémoire est le dépôt universel des pensées et des paroles. Tout le monde se plaint de sa mémoire, et personne ne se plaint de son jugement.

Si la mémoire est utile à quelqu'un c'est assurément au médecin, et tous les médecins se souviennent qu'elle a été rudement mise à contribution à propos des examens du doctorat. Tous les genres de mémoire sont utiles au médecin; non-seulement la mémoire des arts, car la mnémotechnie a dû être inventée *ad usum medicorum*, mais aussi la mémoire des choses et des gens, car la physiognomonie nous est aussi utile qu'aux gens de police; si ceux-ci en ont besoin pour reconnaître le signalement d'un inculpé, les médecins en ont besoin pour reconnaître la physionomie d'une maladie, ce qui est autrement difficile.

Le médecin a besoin journellement de sa mémoire, qu'il met sans cesse à contribution non-seulement pour conserver les connaissances acquises, mais encore pour en acquérir de nouvelles ; surtout aujourd'hui que la médecine, comme les autres sciences, marche à la vapeur.

Je mets en fait, et je ne crois pas pouvoir être taxé

d'exagération, que ce qui pourrait arriver de pis à un médecin, ce serait la diminution de la mémoire. Les autres facultés intellectuelles peuvent être notablement diminuées ou perverties chez lui, que le public est incapable de s'en apercevoir; il s'apercevra plus facilement de la diminution de sa mémoire, et le médecin en souffrira le premier; la mémoire lui fournit les munitions indispensables pour combattre sans trêve ni merci l'ennemi quotidien, la maladie; que la mémoire vienne à lui faire défaut, il se trouve désarmé en face d'un ennemi qui, lui, ne désarme jamais.

Jugement.

Le préjugé est une opinion sans jugement. Il est très répandu chez le client, il doit être inconnu du médecin.

On est quelquefois un sot avec de l'esprit, mais on ne l'est jamais avec du jugement.

Le jugement n'est pas moins nécessaire au médecin, puisqu'il a un parti à prendre, dans les diverses circonstances de sa pratique. Seulement, ce n'est pas le public qui peut apprécier son intégrité, car généralement il en est totalement dépourvu dans les choses de la médecine. Il est remarquable de voir en effet combien déraisonnent les gens les plus intelligents et les plus instruits, mais étrangers à la médecine, chaque fois qu'ils veulent discuter les choses médicales. Dans leurs discours ou dans leurs écrits, ils expriment, à propos de la médecine, des idées qui nous paraissent écloses dans le cerveau d'un aliéné, tellement elles sont incohérentes et invraisemblables.

La littérature et le journalisme nous en offrent tous

les jours des exemples qui heurtent le sens médical et que les profanes acceptent les yeux fermés.

C'est qu'on ne doit pas raisonner en médecine, science d'observation, comme en mathématiques, science positive, et le mathématicien qui apporterait en médecine, l'esprit mathématique, au lieu de l'esprit médical, se réserverait les plus graves mécomptes.

De tous les procédés de la logique, le raisonnement *a posteriori* est celui qui engendre le plus d'erreurs en médecine. Et tous les médecins savent combien il faut se méfier du *post hoc ergo propter hoc*, en thérapeutique notamment.

Méfiez-vous du raisonnement en médecine, disait à ses élèves, l'illustre professeur Lasègue, il vous conduirait à des erreurs regrettables. Et Dieu sait s'il avait l'esprit médical, ce regretté maître.

Imagination.

L'imagination, la folle du logis, comme l'appellent les philosophes, n'est pas ce qu'un vain peuple pense.

L'imagination, faculté propice ou fatale, qui dore ou noircit les scènes de la vie et l'horizon de la réalité.

L'imagination va toujours plus loin que la réalité.

L'utilité de l'imagination dépend de l'usage qu'on en fait, particulièrement pour le médecin. S'il se sert de son imagination pour inventer quelque chose, elle lui sera d'un puissant secours en maintes circonstances, dans lesquelles un esprit inventif pourra surmonter des difficultés insurmontables pour d'autres si dans un autre ordre d'idées, moins terre à terre, il s'en sert pour oublier le triste spectacle de l'humanité souffrante, l'imagination du médecin lui permettra de franchir l'espace et de s'élever jusqu'aux sommets chers au poète, d'où il pourra jouir d'un spectacle plus réconfortant.

Circonspection.

Si la circonspection est de mise quelque part, c'est bien dans la profession médicale. Il faut être circonspect non-seulement dans notre intervention thérapeutique médicale ou chirurgicale, notre conscience nous en fait un devoir rigoureux, mais encore vis-à-vis des clients qui, malveillants, comme tous les êtres ignorants, et méfiants comme tous les gens de mauvaise foi, nous tendent des pièges, dans lesquels nous tombons souvent, malgré la plus grande circonspection.

Le médecin expérimenté doit toujours flairer, dans un client, un ennemi présent ou futur, et se tenir sur une prudente réserve, car ses paroles, ses écrits ou ses actes pourraient être interprétés contrairement à ses idées.

N'en voyons nous pas, tous les jours, des exemples dans lesquels un pronostic énoncé par le médecin, et que les événements n'ont pas confirmé, nous est dûrement reproché ou dans lesquels l'insuccès d'une opération nous est imputé injustement, ou encore dans lesquels, des certificats médicaux délivrés conformément à la vérité, sont dénaturés, mal interprétés ou taxés de complaisance.

Il faut que le médecin ait l'âme bien placée pour résister à de pareilles accusations aussi ineptes qu'imméritées, et qui dénotent, de la part de leurs auteurs, une mauvaise foi insigne.

C'est précisément par la circonspection que le médecin évitera ces désagréments de la profession, qui malheureusement sont inévitables.

Foi.

La foi est le sentiment aveugle qui accepte l'erreur comme la vérité.

Avoir la foi, c'est reconnaître qu'on ne doit pas discuter.

Dans les questions religieuses, la foi est, paraît-il, indispensable ; c'est pour cela que l'esprit religieux est presque toujours en contradition avec l'esprit scientifique. Dans le milieu militaire, la foi est non moins nécessaire, puisque l'obéissance passive est la règle, qu'on doit obéir les yeux fermés, et croire tout ce que dit l'autorité, même les choses les plus insensées, puisqu'il est défendu de discuter. C'est tout le contraire en médecine, où il faut toujours discuter le pour et le contre, contrôler tout ce qu'on nous dit, ne nous en rapporter qu'à ce que nous voyons, et nous assurer toujours que nos sens ne nous induisent pas en erreur. En médecine, il ne faut avoir foi qu'en ce que l'on voit et qu'en ce qui est démontré.

Nous devons avoir foi dans notre intervention, parce qu'elle est guidée par le flambeau de la science, dans notre art parce qu'il est utile, parce qu'il rend service à l'humanité, parce qu'il ennoblit tout ce qu'il touche, et enfin parce qu'il est divin. Nous avons foi en notre art comme le prêtre a foi en sa religion. Le médecin qui n'aurait pas la foi médicale, serait un imposteur, comme le prêtre qui n'aurait pas la foi religieuse serait un sacrilège.

La foi qui soulève des montagnes, qui opère des miracles, et qui a engendré des prodiges à différentes époques de l'histoire, peut être utile en médecine, comme dans les autres branches de l'activité humaine.

Tous les médecins sont unanimes à reconnaître que la foi est un puissant adjuvant de la guérison lorsque le médecin est parvenu à la faire partager à son malade.

Scepticisme.

Nous ne craignons pas d'affirmer que le scepticisme est nécessaire au médecin, sinon d'une façon absolue au moins d'une façon relative.

Après avoir admis la nécessité de la foi en médecine, il peut paraître paradoxal d'émettre une pareille opinion. Rien cependant n'est plus vrai si l'on veut bien admettre avec nous, que le scepticisme en médecine n'est qu'une forme de l'éclectisme, c'est-à-dire qu'après avoir démêlé le vrai du faux, ou le bon du mauvais, le médecin a le droit d'être croyant ou sceptique. C'est un scepticisme raisonné ou motivé, ce n'est pas une foi aveugle et routinière.

Nous ne parlons pas du scepticisme du public; à notre avis les clients n'ont pas voix au chapitre, dans ces sortes de questions; chacun de nous sait ce qu'il faut en penser. Les clients en bonne santé se moquent de nous et affectent un scepticisme exagéré à l'égard de la médecine, et ils implorent les secours de l'art dès qu'ils sont malades, avec force protestations de reconnaissance; reconnaissance éphémère, il est vrai, qui dure juste autant que la maladie; elle se déclare avec la fièvre, se calme avec la convalescence, et disparaît quand la santé revient.

Lettres.

Au début de ce livre, nous croyons avoir démontré suffisamment la nécessité pour la médecine de posséder une instruction littéraire complète, c'est-à-dire l'ensemble des connaissances exigées par le baccalauréat ès-lettres. C'est là, croyons-nous, le minimum de connaissances littéraires que doit posséder tout médecin digne de ce nom. Non pas, comme l'ont dit les auteurs, déjà cités,. pour cultiver les lettres, ou pour ne pas paraître inférieur aux gens lettrés que le médecin peut rencontrer dans sa clientèle. Les occupations absorbantes du praticien ne lui permettent guère de cultiver les muses, et quant aux clients lettrés qu'il peut avoir, si lettrès qu'ils soient, ils seront toujours inférieurs au médecin, dont l'esprit libéral et ouvert à toutes les graudes conceptions a su s'assimiler la moëlle des grands esprits de l'antiquité.

On ne peut être un homme dans toute l'acception du terme, que si on est capable d'admirer les chefs-d'œuvre de l'esprit humain, que nous ont laissés les anciens.

Philosophie.

Qu'est-ce qu'un philosophe ? C'est un homme qui oppose la nature à la loi, la raison à l'usage, sa conscience à l'opinion et son jugement à l'erreur.

La philosophie ne serait bonne à rien, si elle ne nous apprenait pas à nous soutenir contre les caprices du sort et contre l'injustice des hommes. Avec la philosophie on peut faire de soi-même ce que les autres ne font que par la crainte des lois, a dit Aristote.

Si la philosophie est nécessaire à quelqu'un, c'est au médecin.

Nous nous sommes étendu suffisamment sur cette question au début de ce livre.

Non-seulement le médecin doit posséder une bonne dose de philosophie pour se mettre au-dessus des turpitudes et des misères humaines, et pour surmonter le dégoût qu'inspire la connaissance approfondie de l'être humain;

Car, comme l'a dit je ne sais plus quel auteur, à bon droit pessimiste, quand on fouille dans un égout, on peut trouver un diamant; quand on fouille dans l'humanité, on n'y peut trouver que de la boue.

Mais il faut d'autant plus de philosophie au médecin, que son métier le condamne, pour ainsi dire, aux travaux forcés à perpétuité, et que dans certains milieux, il lui est souvent difficile de limiter son travail, sollicité qu'il peut être, par une nombreuse clientèle dont les exigeances sont grandes; ou bien ayant quelque ambition à satisfaire ou bien encore, ce qui est plus commun, obligé de se surmener pour faire face aux exigeances de sa position sociale.

S'il n'est soutenu, dans cette lutte de chaque jour, par les principes de la philosophie, il a des chances de succomber au découragement ou au désespoir, car, pour le médecin très occupé par les soins d'une vaste clientèle, l'existence est empreinte d'une certaine monotonie; aussi doit-il bien se pénétrer de cette sage maxime, qui nous paraît profondément vraie. La vie n'est ni un jour de fête, ni un jour de deuil, elle est un jour de travail.

Il serait également juste de dire que, pour le médecin, la vie est une longue méditation sur la mort; car le spectacle macabre qu'il a assez souvent sous les yeux, dans l'exercice de sa profession, évoque continuellement à son esprit attentif, l'éternel problème.

Et à un autre point de vue, la philosophie, c'est-à-dire la science des principes, est la base même de la médecine en général. La médecine générale, la philosophie de la médecine, sont des sciences qui doivent être familières au médecin. Sans elles, son esprit ne saurait s'élever au-dessus de la constatation du fait brutal, et la grande notion des causes et des effets lui échapperait complètement.

En médecine, disait l'éminent professeur Lasègue, on est obligé d'être partisan des causes finales. Pensée profonde que les médecins ne sauraient trop méditer, et qui fournit l'explication d'une foule de phénomènes dont la raison d'être, sans cela, nous échapperait complètement.

Et de fait, c'est une explication qui souvent soulage l'esprit torturé par la recherche de l'inconnu.

La logique et les procédés de l'esprit, qui sont si souvent mis à contribution, dans la science expérimentale, tels que l'analyse, la synthèse, l'induction, la déduction, l'hypothèse, l'expérimentation sont indispensables au médecin.

Où nous ne sommes pas de l'avis du docteur Dechambre, c'est quand cet auteur parle des lumières que le médecin peut emprunter à la psychologie.

Si le médecin praticien ou le médecin aliéniste veut

faire fausse route, il n'a qu'à suivre son conseil ; il est sûr de s'égarer complètement dans cette voie.

Melius est sistere gradum quam progredi per tenebras.

Le professeur Lasègue, dont on ne peut nier la compétence en pareilles matières, disait que l'étude de la psychologie était celle qui avait le plus nui au progrès de nos connaissances en pathologie mentale.

La médecine met en pratique tous les préceptes de la sagesse : le mépris des richesses, la charité, la modération, la décence, la modestie, la probité, la douceur, l'affabilité, la gravité, la juste appréciation des choses de la vie, l'éloignement de toute crainte superstitieuse.

De tous les préceptes ci-dessus énumérés, la charité est peut-être le moins pratiquée. Les médecins ne devraient pas oublier que la charité consiste à juger bonnement d'autrui et sévèrement de soi-même.

Sciences.

L'instruction scientifique est aussi indispensable au médecin que l'instruction littéraire. C'est le prélude indispensable des études médicales. Quant à cultiver la science, c'est une occupation qui n'est pas permise à tout le monde, c'est le lot du plus petit nombre. Le médecin praticien vit de la science, et surtout il en meurt, succombant à sa tâche. Quant à suivre les progrès de la science, dont la marche vertigineuse nous déroute, le médecin praticien se contente de les suivre de loin, il les suit passionnément, mais à une certaine distance; c'est tout ce qu'on peut exiger de lui.

QUALITÉS MORALES

Dignité.

La dignité médicale est le corollaire de la noblesse de l'art, dit le docteur Dechambre.

Au point de vue pratique et professionnel, auquel nous nous sommes placé dans cette étude, nous devons avouer qu'on ne s'en douterait guère, en voyant à quel niveau ont abaissé l'art de guérir, certains praticiens. Dans ces conditions, l'art a singulièrement perdu de sa noblesse, et la dignité médicale s'en ressent forcément.

Un certain nombre de médecins praticiens ont abaissé le taux de leurs honoraires au niveau du salaire des plus grossiers artisans; il en est qui font de la médecine au rabais, sous prétexte de concurrence, comme de vulgaires épiciers.

Est-ce que par hasard la concurrence médicale doit exister, est-ce que le médecin digne de ce nom doit s'abaisser jusqu'à solliciter sa clientèle par des moyens détournés?

C'est là que l'*invidia medicorum* pourra se donner librement carrière.

Il est des médecins praticiens qui cherchent avant tout le nombre des clients, tenant beaucoup plus à la quantité qu'à la qualité. Ils ne s'inquiètent pas si leurs clients pourront les honorer convenablement, ils cherchent à se rattraper sur le nombre. Il s'ensuit une exploitation honteuse de notre ministère; le médecin praticien devient l'esclave d'une foule ignorante et exigeante, dont il est la dupe et souvent la victime.

Que les médecins praticiens imitent donc la conduite des gens d'affaires vis-à-vis de leurs clients. Ceux-là s'entendent admirablement entre eux pour réclamer les mêmes honoraires à leurs clients, honoraires qu'ils ne consentent jamais à diminuer, et qu'ils ont bien soin de leur faire payer d'avance.

Tout le monde s'en trouverait mieux : les médecins, qui conserveraient au moins leur dignité, et les clients qui seraient mieux traités, puisque la rémunération légitimement due aux médecins pourrait être perçue sans aucune difficulté et sans réduction humiliante, et dans le cas d'indigence réelle et dûment constatée, les honoraires pourraient être payés par les budgets des communes.

Est-ce que les pontifes de la médecine qui trônent à Paris, et qui n'ont affaire qu'à la clientèle riche, connaissent les misères et les tribulations de l'humble praticien des campagnes ?

Aussi, ils nous font sourire lorsqu'ils nous parlent dans leurs ouvrages, du *decens habitus* du médecin, à propos de la dignité professionnelle.

A notre humble avis, la dignité médicale sans phases et sans ambages, est toute renfermée dans la pratique éhontée que nous avons signalée plus haut et qu'on ne saurait trop flétrir.

Honnêteté.

A notre humble avis, la profession médicale est de toutes les professions la plus honnête. Au premier abord, cette opinion peut sembler paradoxale, et être en contradiction avec les idées émises précédemment. Il n'en est rien. Le médecin est victime de son honnêteté scrupuleuse; n'ayant pour but que le bien, pour guide que le vrai, notions qu'il puise dans les inspirations de sa conscience, ce juge infaillible du bien et du mal, il juge les autres d'après lui, et est trop souvent victime de la perfidie de ses clients, qui, eux, n'ont pour but que la tromperie et pour guide que le mensonge.

Certains auteurs qui ont parlé de l'honnêteté en médecine, le docteur Dechambre entre autres, insinuent que l'honnêteté du médecin est spéciale, et n'est pas de la même nature que l'honnêteté en général, envisagée au point de vue de la morale pure. Nous nous garderons bien d'essayer de donner une définition de l'honnêteté médicale, la philosophie nous enseigne, en effet, que rien n'est plus difficile qu'une définition, puisqu'il faut que la définition puisse s'appliquer uniquement à l'objet de la définition, *uni et toto définito.*

Nous estimons que l'honnêteté en médecine, comme en toutes choses, consiste non-seulement à ne faire que ce qui est permis par la conscience et autorisé par la morale, mais surtout d'agir vis-à-vis d'un malade, comme nous voudrions qu'on agît envers nous-mêmes.

Et c'est ce que nous faisons chaque jour, sans nous en douter, sans effort, par assuétude, parce que nous avons une trop haute idée de notre art, pour qu'il en soit autrement.

Est-ce que le médecin, dans l'exercice de ses pénibles fonctions, ne déploie pas une activité dévorante, un zèle ardent, un dévouement sans borne, un courage invincible, une persévérance que rien ne rebute? Est-ce qu'il ne fait pas preuve d'abnégation, de pitié, en un mot de tous les sentiments élevés qui élèvent l'honnête homme au-dessus de la tourbe des gens de mauvaise foi, qui nous guette comme une proie facile.

Nous avons tous appris à nos dépens, comment nous sommes récompensés de la pratique de ces admirables qualités.

La déontologie médicale enseigne au médecin ses obligations professionnelles.

Cette partie de la science médicale, que semblent ignorer quelques praticiens bruyants et envahissants, ambitieux et sans scrupules, ne peut rien pour modifier les habitudes séculaires de la pratique médicale dont nous avons signalé les résultats déplorables.

A propos de déontologie, nous avons été fort étonnés de voir le docteur Dechambre, dans son livre, signaler l'absence de tout enseignement déontologique dans les écoles de médecine.

Nous considérons cette assertion comme complètement erronée. L'enseignement déontologique existe parfaitement à l'Ecole de médecine de Paris, tout au moins; le reste ne vaut pas l'honneur d'être nommé; il est une des parties et non la moins importante, du programme de la médecine légale, et il nous souvient très bien d'avoir suivi les leçons admirables qu'y professait, à ce sujet, le sympathique et savant professeur Tardieu avec cette éloquence spéciale qui subjuguait ses auditeurs, et avec cette hauteur de vues qui était familière à cet esprit supérieur. Et les professeurs Velpeau, Cloquet, Lasègue, pour ne parler que des principaux, n'avaient-ils pas l'habitude, quand l'occasion s'en présentait, de développer leurs idées sur toutes les questions déontologiques.

Qu'on nous permette de citer les lignes suivantes du docteur Dechambre (*loco citato*), à propos de l'enseignement déontologique. Un professeur, si habitué qu'il soit, n'a fourni, quand les portes de l'école lui ont été ouvertes, que des garanties de capacité scientifique, et non celles, toutes spéciales et multiples, qu'exigerait ce genre d'enseignement.

Cette insinuation n'est pas précisément des plus flatteuses pour le corps enseignant de la Faculté de médecine de Paris. Comment, d'après le docteur Dechambre, l'agrégé nommé professeur ne présenterait pas des garanties suffisantes et l'aptitude nécessaire pour ce genre d'enseignement?

On croirait rêver en lisant ces lignes. Notre avis est que les professeurs, quels qu'ils soient, sont admirablement préparés par leurs études et par leur pratique médicale, pour fournir d'utiles conseils aux élèves. Ils ont l'expérience nécessaire et l'indépendance de caractère suffisante, il nous semble, pour exprimer de sages avis.

Le seul reproche qu'on pourrait leur faire, c'est de professer un optimisme exagéré, au sujet de l'exercice de la médecine, tel qu'il existe réellement, dans ses rapports avec le public. Nayant pas exercé ailleurs qu'à Paris, ils n'ont pas une idée suffisamment exacte des difficultés de la pratique et des obstacles souvent insurmontables, que rencontre sur son chemin le malheureux praticien cherchant à travailler pour vivre.

A part ce léger reproche, ils sont, à notre avis, admirablement préparés à ce genre d'enseignement et nul mieux qu'eux, n'est capable de tracer la ligne de conduite du médecin dans les circonstances souvent délicates et toujours difficiles de sa vie professionnelle. Nul mieux qu'eux n'est capable d'enseigner la notion exacte des devoirs multiples qui nous incombent et de proclamer la revendication de nos droits souvent méconnus.

CHAPITRE XII

SYNDICATS MÉDICAUX

Toute puissance est faible, à moins que d'être unie, a dit Lafontaine.

L'institution des syndicats médicaux, réclamée universellement depuis si longtemps, a fini par s'implanter en France, et elle s'accroît chaque jour, pour le plus grand bienfait de la corporation.

Il est seulement regrettable que, dans la dicussion qui a eû lieu au Parlement, à ce sujet, à propos de la nouvelle loi sur l'exercice de la médecine, les représentants plus ou moins officiels de la médecine n'aient pas revendiqué ouvertement l'établissement de cette institution.

A notre humble avis, les syndicats médicaux n'ont leur raison d'être que s'ils remplissent leur but suprême, qui doit être uniquement la défense des intérêts professionnels. Voilà ce qu'il fallait avouer carrément et proclamer hautement, à la face de la représentation nationale. Le syndicat national est la réunion des médecins praticiens ligués pour la défense des intérêts professionnels, à l'image des syndicats ouvriers. La classe ouvrière, trop longtemps exploitée par le patronat, a relevé la tête et proclamé le droit au travail. La corporation médicale, honteusement exploitée par le public et par l'Etat qui lui impose des tâches ingrates pour un salaire dérisoire, a le droit et le devoir de défendre ses droits méconnus.

A ce titre, les syndicats médicaux pourront rendre de signalés services aux médecins praticiens des villes et des campagnes, qui ne peuvent arriver à vivre de leur travail, par suite du défaut d'entente entre les membres de la corporation trop souvent victimes de clients de mauvaise foi.

Il n'y a qu'une ombre au tableau, c'est que, comme toute institution humaine, les syndicats médicaux n'ont pas produit les résultats qu'on était en droit d'en attendre, pour une foule de raisons, dont les principales nous paraissent être : l'inertie des pouvoirs publics, la jalousie proverbiale des médecins et la naïveté de beaucoup d'entre eux.

Est-ce que l'autorité a jamais voulu écouter les doléances du corps médical ? Eternelle victime de l'humanité, elle doit se résigner sans se plaindre, elle n'a que des devoirs sans droits correspondants.

La jalousie des médecins a toujours nui à la corporation, parce qu'il s'est toujours trouvé des médecins pour prodiguer leurs soins à des clients qui avaient honteusement exploité leurs collègues. Il est arrivé souvent que des médecins qui avaient, d'un commun accord, adopté un tarif d'honoraires *ne varietur*, ont vu des confrères abaisser ces tarifs, pour des clients peu scrupuleux, au grand détriment de la corporation tout entière.

Tant il est vrai que les hommes ne vivraient pas longtemps en société, s'ils n'étaient les dupes les uns des autres.

Que les syndicats médicaux défendent leurs intérêts professionnels, *unguibus et rostro*, comme les syndicats ouvriers, et on n'aura plus devant les yeux ce spectacle lamentable de membres d'une profession dite libérale, qui sont devenus des esclaves et qui sont honteusement exploités par un public avide et sans scrupule, aussi bien que par l'État, dont les représentants nous traitent, dans leurs réquisitions, sur le pied d'un garde champêtre ou d'un facteur rural.

C'est le cas de dire avec Lafontaine.

Ne faut-il que délibérer ?
La Cour en conseillers faisonne.
Est-il besoin d'exécuter ?
L'on ne rencontre plus personne.

A propos de syndicats médicaux, nous ne parlons pas, bien entendu, de ces innombrables sociétés qui, sous des noms plus ou moins prétentieux, ne sont que des sociétés d'admiration mutuelle.

Je vous demande un peu ce que la science ou la philanthropie ont à voir dans ces sociétés locales de province, connues seulement de leurs adeptes, et qui n'ont rien de commun avec les sociétés savantes.

CHAPITRE XIII

MÉDECINE PUBLIQUE

Définition. — Services d'Hygiènes. — Médecins des Épidémies. — Médecins Vaccinateurs. — Services des Enfants assistés. — Service médical des mœurs. — Inspection médicale des Écoles. — Inspection médicale du travail de l'Industrie.

Définition.

Nous désignons sous le nom de médecine publique, l'ensemble des fonctions du médecin dans ses rapports avec la société, envisagée comme collectivité par opposition à la médecine privée, dans laquelle le rôle du médecin se borne à donner ses soins à des particuliers.

Dans le premier cas, le ministère du médecin est plus étendu, celui-ci s'est élevé au rôle de fonctionnaire, il doit compte de sa conduite à l'autorité qui lui a confié sa mission.

Dans le second cas, libre et indépendant vis-à-vis de ses concitoyens, il agit selon les inspirations de sa conscience et ne doit compte de sa conduite à personne.

Il y a donc une différence notable au point de vue professionnel; dans le premier cas, le médecin ne saurait imposer son avis, il rédige des rapports sur des cas donnés, son rôle se borne à celui d'expert dont on écoute l'avis, mais qu'on n'est pas obligé de suivre.

Dans le second cas, le médecin a le droit d'imposer son avis, il a même quelquefois, dans certains cas, le devoir de l'imposer; il ne se contente pas de fournir des explications, il rédige des ordonnances qui devront être suivies, sans quoi son rôle devient nul, quand il n'est pas ridicule.

Dans une autre partie de ce livre, nous avons envisagé la médecine publique sous ses divers aspects; nous avons passé en revue les différentes fonctions qui peuvent être dévolues au médecin dans l'organisation actuelle de la médecine.

Service d'hygiène.

Dans ce chapitre, nous désirons uniquement appeler l'attention sur certains détails de cette organisation, tels que: les services de l'hygiène publique, services complexes, et dont l'importance, reconnue de tout temps, a sollicité plus particulièrement l'attention des pouvoirs publics dans ces derniers temps. Les intérêts de la société et de la salubrité publiques ne sauraient être mieux représentés que par les conseils d'hygiène publique et de salubrité de Paris et des principales villes de France, composés des sommités scientifiques et médicales dont l'autorité, universellement reconnue, sinon appréciée, a déjà rendu de si grands services.

Ajoutons qu'il est déplorable de voir la mesquinerie avec laquelle on rétribue les services de l'hygiène, l'indifférence de l'administration et l'ignorance des administrés.

Si, au point de vue théorique, l'hygiène a fait son œuvre; au point de vue pratique, la France est en retard sur la plupart des nations civilisées qu'elle a cependant précédées sur le terrain scientifique.

Cette stérilité des efforts tient à l'indifférence du gouvernement, à l'ignorance du public, à l'inertie des fonctionnaires et à l'anarchie administrative.

Le corps médical, qui a été le promoteur de l'œuvre et qui en a été si mal récompensé, a toujours rencontré dans les pouvoirs publics, une méfiance injustifiée, une hostilité sourde, et à défaut d'une résistance ouverte, une force d'inertie suffisante pour paralyser les meilleures intentions.

L'ensemble de nos lois sanitaires, dont les textes sont épars et manquent de clarté et de précision pour les fonctionnaires chargés de les appliquer, aurait besoin d'être codifié, résumé et révisé, de manière à en rendre l'application plus facile et plus fructueuse.

Pour arriver à ce résultat, point n'est besoin peut-être, de créer de nouveaux fonctionnaires, qui sont déjà trop nombreux, non plus qu'un ministère de la santé publique, comme d'aucuns le désirent, toujours dans l'intérêt du pays, et aussi pour satisfaire des ambitions mal déguisées.

Est-ce qu'il est possible, en l'état actuel des choses, à l'exception de quelques grandes villes, d'obtenir l'application des lois sanitaires, des représentants de l'autorité, dans les petites villes et dans les campagnes, où ce serait cependant le plus nécessaire.

Que voulez-vous que fasse un maire de campagne, le plus souvent illettré et réactionnaire en toutes choses, lorsqu'il s'agit de faire appliquer des mesures d'hygiène ou de salubrité dans le milieu soumis à son administration. Non-seulement il n'en comprend pas l'importance, mais défiant, comme tous nos paysans, et absolument dépourvu d'indépendance et d'autorité vis-à-vis de ses administrés, qu'il tient à ménager avant tout, il se gardera bien d'exécuter des mesures d'hygiène, qui toutes sages qu'elles peuvent être, ne laissent pas que d'être parfois plus ou moins vexatoires pour quelques intérêts particuliers.

Dans ces conditions, la loi restera lettre morte, c'est ce qui arrive journellement, les épidémies les plus meurtrières continuent leurs ravages, et les règles les plus élémentaires de l'hygiène restent méconnues.

On voit alors des choses stupéfiantes, dans le genre de celles-ci : un préfet qui écrit à un maire de campagne pour lui demander des renseignements sur le climat de sa commune, et auquel celui-ci répond qu'il est en réparation. Une autre fois, un préfet écrivait à un maire d'une petite commune rurale, de prendre ses précautions en prévision du choléra, qui commençait à sévir dans le département. Le maire, fort embarrassé d'instructions qui lui semblaient si vagues, après de longues méditations, écrivit à M. le Préfet que ses précautions étaient prises, et qu'il attendait lui et les siens, le fléau de pied ferme.

On s'informe des mesures prises par le digne maire, afin de juger de leur efficacité, et l'on apprit qu'il avait fait creuser dans le cimetière assez de fosses pour y loger au besoin tous ses administrés.

D'autres fois, dans des cas analogues, c'est un maire superstitieux et ignorant ou inféodé au cléricalisme, qui inaugurera des cérémonies religieuses, fera faire des processions et réciter des prières publiques, pour implorer le ciel et conjurer le fléau. Et l'argent de pleuvoir dans l'escarcelle du prêtre qui s'en gaudira, au lieu d'être employé beaucoup plus fructueusement à exécuter les mesures prescrites par la science.

S'il est quelques-uns de ces magistrats municipaux de certaines communes rurales, qui sont des types achevés d'ignorance et d'imbécillité, il en est d'autres qui font preuve d'intelligence et quelque fois de beaucoup d'esprit, exemple : celui qui, interrogé par le préfet, qui lui demandait à quelle cause il attribuait le retour périodique d'épidémies meurtrières, qui, annuellement, décimaient les populations de la commune, lui répondit simplement par ce vers célèbre :

Felix qui potuit rerum cognoscere causas.

Inutile de dire que le Préfet ne lui demanda plus d'explications et cessa une correspondance administrative aussi fastidieuse qu'inutile.

Nous sommes de l'avis du grand fabuliste :

C'était bien dit à lui : j'approuve sa prudence,
Il était expérimenté
Et savait que la méfiance
Est mère de la sûreté.

Médecins des Épidémies.

En fait d'organisation de la médecine publique, est-il rien de plus inepte que cette institution surannée de médecins des épidémies qui n'ont jamais existé que sur les pièces officielles, qui n'ont jamais fonctionné, faute de fonds pour pouvoir rétribuer leurs services, et dont l'administration ne daigne prendre les avis que quand on les lui apporte.

Quand il serait si simple, au lieu de créer des fonctionnaires aussi inutiles qu'onéreux, et d'imposer des dérangements désagréables et coûteux aux pauvres médecins praticiens, de demander simplement des rapports médicaux à tous les médecins praticiens indistinctement, lorsqu'ils jugeraient utile de signaler une invasion épidémique avec les mesures prophylactiques qu'elle comporte.

A cet effet, il n'y aurait qu'à attribuer à ces médecins, des honoraires convenables pour chaque rapport fourni à l'administration, honoraires qui seraient proportionnés à l'étendue des services rendus et dont le taux serait facile à déterminer d'avance d'un commun accord ; honoraires qui, bien entendu, devraient différer totalement de ceux qu'une administration rapace et malveillante ose allouer aux médecins réquis par la justice pour lui fournir des rapports médico-légaux et qui sont calculés sur le pied de ceux qu'elle offre à un cantonnier ou à un serrurier, lorsqu'elle emploie leur ministère.

A propos d'épidémies, n'est-il pas chose étrange de voir l'administration, lorsqu'éclate une affection épidémique, insolite, en province, déléguer des médecins pour lui fournir des renseignements, soigner les populations atteintes et indiquer les mesures de prophylaxie ou d'hygiène que comporte la situation.

L'administration délègue, à cet effet, comme on l'a vu à maintes reprises, en Bretagne, lors des récentes épidémies d'affections typhiques ou cholériformes, soit des médecins de la marine, soit des médecins de Paris, tous médecins praticiens expérimentés et de science profonde qui lui fournissent des rapports lumineux.

Cette administration tutélaire et vigilante ferait beaucoup mieux, en semblables circonstances, de faire appel aux déshérités de la profession, aux pauvres médecins sans emploi et sans travail qui ne demanderaient pas mieux que d'utiliser ainsi leurs loisirs forcés. Ce serait ainsi rendre service aux populations et aux médecins que l'administration devrait rémunérer pour les services qu'ils rendraient à des populations déshéritées, victimes des calamités publiques.

On ne saurait nous objecter que l'administration ne trouverait pas des médecins praticiens pour un semblable rôle; notre expérience personnelle nous permet d'affirmer qu'elle en trouverait dix pour un, présentant autant de garanties de capacité que les médecins officiels, mais n'ayant pas, comme eux, un traitement de l'Etat qui leur permette de vivre.

Médecins Vaccinateurs.

Une autre institution aussi saugrénue que la précédente, est celle des médecins vaccinateurs. On comprend très bien l'idée qui a présidé à leur création, dont l'utilité est incontestable en théorie, mais qui, en pratique, nous paraît détestable.

Il est très utile sans doute, de propager le plus possible la vaccine pour préserver de la variole les populations. Nous savons, pour l'avoir vu, quelles nombreuses victimes faisait le terrible fléau avant l'introduction de la vaccine. Il suffit, pour s'en convaincre, d'avoir visité les villages de quelques provinces arriérées de la France ou d'avoir parcouru les tribus des indigènes de l'Algérie, ou quelques districts de nos colonies de l'Asie ou de l'Océanie.

Sur ce point, tout le monde est d'accord ; où on cesse de l'être, c'est sur les moyens pratiques de propager la vaccine.

Que signifient ces récompenses administratives octroyées aux médecins vaccinateurs, sous forme de mentions honorables, témoignages de satisfaction, médailles en chocolat, etc. ?

Sont-ce là des récompenses dignes d'une administration qui se respecte et à la hauteur des services rendus ? C'est de cette façon qu'on récompense les élèves au lycée, pour stimuler leur zèle. Est-ce ainsi qu'on doit récompenser des hommes, surtout des médecins ?

Nous sommes de l'avis du fabuliste :

Le moindre grain de mil
Ferait bien mieux notre affaire.

Nous estimons que le seul et unique moyen de propager la vaccine, c'est de l'imposer par une loi, indistinctement à tous les citoyens, conformément au vieil adage.

Salus populi suprema lex esto.

Une loi est nécessaire, parce que le peuple ignorant et crédule est incapable d'apprécier les bienfaits de cette pratique salutaire. C'est au nom de l'humanité que nous demandons le vote de cette mesure bienfaisante, qui n'est pas plus attentatoire à la liberté individuelle que la loi sur l'instruction primaire, dont les générations futures recueilleront le bénéfice.

Afin d'assurer l'exécution de cette loi, il suffit que des fonds soient alloués sur le budget pour payer les frais de l'opération, frais que l'Etat se ferait rembourser, sous forme d'impôt, par chaque citoyen ou père de famille, capable de le payer. L'Etat devant supporter les frais de l'opération que les indigents avérés seraient incapables de payer. Ce qui serait de toute justice, au lieu qu'actuellement c'est le médecin qui supporte ces frais, puisqu'il n'est pas payé, et qu'il ne doit rien à l'Etat, ayant acheté assez chèrement son diplôme, payant des impôts iniques, sous forme de patente, comme un marchand de cochons et faisant souvent le sacrifice de son temps et quelquefois de sa vie pour le salut de ses concitoyens.

Ce qu'une loi sage et prévoyante devrait interdire d'une façon absolue, c'est la pratique de la vaccination par les sages-femmes. Pourquoi cet empiètement sur notre domaine ? C'est par suite d'une tolérance abusive que ces matrones se sont permis de pratiquer cette opération ; il n'y a pas de raison pour qu'elles ne se mettent à pratiquer toutes les opérations de petite chirurgie à notre détriment et ce qui est plus grave, au détriment de la santé publique.

Il nous semble qu'elles sont assez dangereuses quand elles propagent ces épidémies d'infection puerpérale ou d'infection syphilitique, qu'on croyait autrefois tombées du ciel, et dont la science moderne nous a démontré l'origine.

Depuis quand l'opération de la vaccination est-elle mise entre des mains ignorantes ? En terme général, on doit admettre en médecine, qu'il n'y a pas d'opération inoffensive ; toute plaie est une porte d'entrée ouverte à la mort, et on connaît, sans qu'il soit besoin d'y insister, ces épidémies de syphilis vaccinale, propagées par des sages-femmes. Où auraient-elles appris les moyens de s'en préserver ? Le diagnostic de la syphilis congénitale est-il donc aussi simple qu'elles puissent le faire dans tous les cas qui peuvent se présenter? Les médecins les plus instruits et les plus expérimentés peuvent commettre des erreurs de diagnostic. Dans tous les cas ils savent, pour l'avoir appris, se mettre à l'abri de la contagion, ce qu'on ne peut exiger de matrones totalement dépourvues de l'instruction médicale.

Des projets d'organisation de la médecine publique mûrement étudiés et admirablement conçus, ont été proposés aux pouvoirs publics et renvoyés au calendes grecques, les charges croissantes du budget ne permettant pas de nouvelles dépenses.

Il semble qu'on ne puisse créer un nouvel organisme en cette matière, sans organiser toute une armée bureaucratique, dont la principale occupation consistera à centraliser une paperasse administrative inutile et à édicter des règlements contradictoires.

Point n'est besoin, à notre avis, d'une semblable organisation ruineuse pour les finances du pays, et contraire à l'intérêt, bien entendu, des populations.

Il suffirait, comme nous l'avons déjà dit, et comme on ne saurait trop le répéter, de codifier les lois et règlements existants, d'armer suffisamment les pouvoirs publics, et au moyen d'une rétribution équitable, digne d'un grand pays comme la France et proportionnée aux services rendus, employer indistinctement tous les médecins praticiens, c'est-à-dire les docteurs en médecine de bonne volonté, lorsque leur ministère aurait à intervenir.

Au lieu de faire sans cesse appel au zèle infatigable et au dévouement inépuisable du corps médical, comme le fait sans cesse l'administration, ce qui est assurément très flatteur pour notre corporation, mais insuffisant dans le siècle utilitaire et métallique où nous vivons, au lieu de transformer en fonctionnaires serviles, des hommes de science, des hommes d'esprit libéral et indépendant, comme les médecins, il serait, croyons-nous, beaucoup plus sage et plus utile de faire appel aux médecins qui voudraient collaborer de bonne volonté et avec une rémunération convenable, à l'œuvre humanitaire par excellence, au fonctionnement des services de l'hygiène publique.

On pourrait résumer cette idée dans une formule brève et compréhensive.

Le travail libre dans l'Etat libre.

Service des Enfants assistés.

Dans une autre partie de ce livre, nous avons consacré quelques lignes à l'étude de l'organisation du service des enfants assistés, créé et régi par la loi Roussel, ce qui nous dispense d'entrer dans de plus longs développements.

Nous pouvons résumer l'opinion qui s'en dégage, par cette formule, qui a tout au moins le mérite de la concision.

« Moins de formalisme administratif, c'est-à-dire moins de paperasse et une rémunération plus convenable du personnel médical. »

Service médical des Mœurs.

Nous arrivons à un chapitre capital, étant donnée d'une part, l'importance de la prophylaxie en pareille matière et d'autre part, la diffusion des maladies vénériennes dans les villes et dans les campagnes, car elles sont loin d'être rares dans les campagnes, seulement elles y passent inaperçues au médecin, parce que le paysan, en général être avare et peu soucieux de sa santé, vit avec la maladie qui est compatible avec ses occupations, et il la dissémine dans son entourage avec une prodigalité inouie.

Quant aux idylles champêtres et à l'innocence des champs, il faut laisser ces tendres sentiments aux écrivains romantiques. Le médecin, qui a appris à vivre avec la réalité, et qui ne voit pas les choses à travers un prisme, comme beaucoup de gens; sait à quoi s'en tenir à cet égard. Il n'y a pas d'individus plus corrompus et plus grossiers de mœurs, que les campagnards, fervents disciples du culte de Bacchus et de Venus, qu'ils pratiquent à l'envi, quand ils n'ont rien à débourser, dépourvus de tout noble sentiment, clients détestables à tous les points de vue pour le docteur; tous les médecins qui les ont pratiqués savent à quoi s'en tenir à ce sujet.

C'est précisément dans les campagnes, où il serait le plus utile, que le service médical de mœurs n'existe pas, et qu'il ne saurait exister, puisque le service médical le plus élémentaire n'y peut fonctionner; le médecin des campagnes, ainsi que nous l'avons démontré ailleurs, étant destiné à mourir de faim ou de fatigue, de faim, s'il ne travaille pas, et de fatigue dans le cas contraire :

Crever de fatigue ou de faim
Qu'il purge le vallon ou saigne la montagne,
La plupart du temps c'est la fin
De tout médecin de campagne.

Nous ne décrirons pas l'organisation du service médical des mœurs, qui est connu du public médical et dont on peut lire la description dans tous les traités spéciaux.

Ce service, admirablement organisé à Paris et dans les principales villes de France, où il est assuré au moyen d'un personnel médical spécial, rétribué par les municipalités, et qui rend de si grands services aux populations, est complètement inconnu dans les villes de moindre importance.

Il serait à désirer que tous les centres de population de quelque importance en soient pourvus, ce serait un grand bienfait pour la santé publique, à tous les points de vue.

Quand on songe à l'état déplorable dans lequel sont abandonnés, en province, les individus des deux sexes atteints de maladies vénériennes, repoussés, comme les lépreux au moyen âge, de tous les hôpitaux, il serait grand temps de remédier à un pareil état de choses véritablement honteux pour une nation civilisée.

Une administration intelligente, éclairée et vigilante, pourrait arriver facilement à ce résultat.

Il suffirait, non pas de copier l'organisation de ce service tel qu'il fonctionne à Paris, ce qui n'est pas possible à cause des dépenses qu'il entraîne fatalement; il suffirait, disons-nous, tout simplement d'obliger les hôpitaux ou hospices, quels qu'ils soient, à admettre et à traiter indistinctement, dans des locaux spéciaux, tous les individus atteints de maladies vénériennes, qui réclameraient les soins du médecin traitant. Mais il faudrait pour cela réformer les commissions administratives des hôpitaux et hospices des petites villes de province dont les membres, imbus de préjugés d'un autre âge, instruments aveugles d'une coterie toute puissante, préoccupés uniquement d'économiser les deniers dont ils ont la garde, s'opposent constamment à la mesure que nous préconisons.

Il faudrait également laïciser lesdits hôpitaux et hospices, qui sont régentés par des congrégations religieuses *omnipotentes*, lesquelles, animées du plus pur spiritualisme, uniquement préoccupées du salut des âmes, manifestent une sainte horreur pour les souillures du corps, comme les maladies vénériennes, signes non équivoques, à leurs yeux, d'un matérialisme abject et grossier.

Ces saintes âmes, réfugiées dans le mysticisme, tombées en extase devant un être idéal et immatériel, en proie à des hallucinations qui épuisent leur système nerveux déjà surexcité par des pratiques superstitieuses, ne comprennent pas que la nature a des besoins irrésistibles à satisfaire et que, pour maintenir l'équilibre normal, la matière sait se faire obéir.

Elles ignorent le mot de Pascal :

Qui veut faire l'ange fait la bête.

En outre, un médecin devrait être spécialement chargé de la visite et du traitement des malades vénériens, dans un local spécial de l'hôpital, aménagé à cet effet, et recevoir, de ce chef, une rémunération convenable de la part des municipalités, qui sont les premières intéressées à limiter la contagion des maladies vénériennes.

Inspection médicale des Écoles.

Le service d'inspection médicale des écoles, à peu près organisé à Paris, l'est d'une façon insuffisante en province, principalement dans les communes rurales, où il serait le plus utile, étant données, d'une part l'insouciance habituelle des parents pour la santé de leurs enfants, et d'autre part le manque absolu de précautions hygiéniques.

Il suffirait de rétribuer mieux qu'on ne le fait, les médecins chargés de cet important service, que l'administration considère comme tout à fait accessoire et secondaire, et auquel le médecin, très mal retribué, ne peut consacrer une attention suffisante. Il est inutile de faire ressortir l'importance de ce service, quand on connaît l'insalubrité séculaire des anciens locaux scolaires, destinés aux écoles primaires, dans un certain nombre de communes rurales, insalubrité à laquelle on pourrait remédier, ainsi qu'à l'étiologie de quelques maladies infecto-contagieuses qui sévissent périodiquement d'une façon épidémique, sur l'enfance dans les campagnes.

Si les honoraires du médecin inspecteur des écoles étaient à la hauteur de la mission qui lui incombe, il y pourrait consacrer plus de temps et plus d'attention et la dépense qui en résulterait pour le budget des communes ou de l'Etat serait à notre avis, une des plus productives, en ce sens qu'elle économiserait des forces perdues, qu'elle conserverait des bras à l'agriculture qui en manque, et des défenseurs à la patrie qui en a besoin.

Inspection médicale du travail dans l'Industrie.

L'inspection médicale du travail des enfants, des femmes et des filles mineures employées dans l'industrie, par suite d'une anomalie fréquente dans notre organisation administrative, est indistinctement confié à un ordre de fonctionnaires recrutés aussi bien dans le corps médical qu'en dehors de lui.

Nous avons vu qu'il en était de même pour les inspecteurs départementaux des enfants assistés.

Ces deux catégories de fonctionnaires, mal définies, et encore plus mal organisées, dont la création est relativement récente, sont devenues le *refugium peccatorum*, si l'on peut s'exprimer ainsi, c'est-à-dire que leur personnel, recruté un peu au hasard des recommandations des personnages politiques, dans les débuts, puis plus tard, par la voie du concours, n'a pas encore donné la mesure de ses aptitudes.

L'épreuve du temps permettra seule de se prononcer sur la valeur de l'institution.

Il eut été plus sage, à notre avis et plus économique, de confier cette mission exclusivement à des docteurs en médecine qui conserveraient toute leur indépendance et rempliraient la mission qui leur est confiée, comme les médecins experts consultés par les tribunaux, moyennant une rétribution convenable.

CHAPITRE XIV

CONSEILS DE L'ORDRE

D'excellents esprits, animés des meilleures intentions, frappés de l'extension considérable qu'a pris le charlatanisme en médecine, et émus des agissements répréhensibles de quelques membres de la corporation médicale, ont cru trouver un remède à cette situation déplorable, dans l'établissement d'un conseil de l'ordre des médecins, analogue au conseil de l'ordre des avocats.

Sous prétexte de ressemblance entre les deux professions, ils proposeraient la création d'une institution qui a rendu des services à la cause de la dignité professionnelle.

Il ne nous paraît pas que la création d'un conseil de l'ordre des médecins rencontre une majorité d'adhérents, et ce n'est pas au moment où les avocats eux-mêmes demandent la suppression de leur ordre, qu'une semblable proposition a grandes chances d'aboutir.

Si les deux professions ont un certain nombre d'analogies, elles diffèrent sur plus d'un point.

Dans la pratique, le fonctionnement de cette institution ne laisserait pas que de présenter de très grandes difficultés, et nous ne voyons pas bien par quels moyens elle arriverait à remédier à une situation à peu près inextricable.

Si le conseil de l'ordre des avocats a une action déterminée sur les membres du barreau, dont le rôle, dans ses rapports avec la justice, est nettement défini, il ne saurait en être de même vis-à-vis des médecins, dont les actes professionnels ne relèvent que de leur science et de leur conscience, et dont le rôle envers la société doit être, avant tout, libre et indépendant.

Dans les moindres actes de leur vie professionnelle, les avocats procèdent avec une entente admirable ; c'est absolument le contraire parmi les médecins qui, eux, n'ont jamais pu arriver à se mettre d'accord, non-seulement pour le tarif de leurs honoraires, mais qui ne perdent aucune occasion de se faire une concurrence désastreuse, à la grande satisfaction du public qui se gaudit de ce désaccord, et en profite pour nous imposer des conditions parfois déshonorantes.

Où a-t-on jamais vu se manifester la solidarité des intérêts professionnels ? A-t-on jamais vu éclater une grève de médecins ; ce serait cependant un spectacle réjouissant. Tandis qu'il nous a été donné de voir une grève d'avocats, qui n'ont pas hésité à faire cause commune, lorsque des membres de leur corporation ont été lésés dans leurs intérêts, ou dans leur dignité professionnelle.

Dans ces cas, ils ont su faire écouter leurs doléances, ils ont su faire triompher leurs revendications et conserver intact leur patrimoine professionnel. Ce n'est pas de sitôt qu'on verra les médecins en faire autant.

Un conseil de l'ordre pour les médecins nous conduirait rapidement à l'anarchie, et il en résulterait un tel désarroi, que le spectable de nos misères professionnelles et de nos dissentiments offert au public, toujours prêt à nous dénigrer, nous serait plus nuisible qu'utile.

N'oublions pas que la vérité dans la science et la moralité dans l'art, est la vieille et noble devise; et que l'indépendance et la liberté dans la dignité sera toujours la meilleure sauvegarde de nos intérêts professionnels.

CHAPITRE XV

DES CONCOURS

Le mérite se suffit à lui-même, il sait se passer d'admirateurs, de partisans et de protecteurs.

Dans ce chapitre, nous nous proposons d'envisager l'institution des concours dans l'enseignement de la médecine, et dans les hautes fonctions qui sont dévolues aux médecins, soit dans l'administration, soit dans les hôpitaux.

Nous n'avons pas la prétention d'épuiser le débat qui a donné lieu à des polémiques retentissantes et passionnées, dans la presse médicale et au sein des sociétés savantes.

Nous nous contentons d'exposer notre manière de voir en toute sincérité et en toute indépendance, étant absolument désintéressé dans la question.

D'une manière générale, l'institution du concours, placé à l'entrée de toutes les carrières ci-dessus désignées, a eu ses partisans et ses détracteurs.

Pour le recrutement des membres de l'enseignement médical, le concours a existé pendant longtemps, et nous avons connu des professeurs en activité, et non des moins éminents, qui devaient leur chaire au concours.

Il ne s'agit pas de savoir si le concours est le meilleur système de recrutement et s'il exclut, d'une façon absolue, le favoritisme et le népotisme, sous leurs formes variées, la plaie actuelle de notre société, dont les convoitises sont ardentes et toujours inassouvies.

Aucune institution humaine ne possède la perfection, laquelle n'est pas de ce monde ; mais il s'agit uniquement de savoir quel est le mode qui s'en rapproche le plus.

Or, nous ne craignons pas de l'affirmer, le concours seul, obligatoire au début de toutes les fonctions médicales, quelles qu'elles soient, nous paraît indispensable.

Il a au moins l'avantage de sauvegarder les apparences et offre plus de garanties que la nomination basée sur le bon plaisir des grands de la terre.

Tout choix est synonyme de faveur, si motivé qu'il soit, et le grand jour du concours, à la face du public médical, peut seul offrir des garanties d'impartialité.

En effet, on ne saurait braver longtemps impunément l'opinion publique, et le public médical qui a suivi les diverses phases des concours sait parfaitement déterminer son choix, qui est presque toujours ratifié par les juges qui y président.

Tous les médecins un peu au courant de ces questions, savent à quoi s'en tenir sur l'exclusivisme systématique dont ont fait preuve, en maintes circonstances, les juges appelés à élire un professeur ou à l'inscrire sur une liste de présentation, ce qui est la même chose, puisque l'autorité supérieure conforme toujours sa décision à leur désignation.

Ces juges, formés de l'assemblée des professeurs de la Faculté de médecine, ont exclu à différentes reprises des candidats au professorat, qui avaient le malheur de leur déplaire ; candidats du plus haut mérite, dont le bagage scientifique était considérable, qui avaient donné des preuves incontestables, non-seulement de leur science professionnelle, mais de leur aptitude spéciale à l'enseignement, esprits originaux, s'il en fut, mais que la noblesse et l'indépendance de leur caractère avaient empêchés de s'abaisser au rôle vil et méprisable de courtisans, qui font de leur conscience une sébile.

Tout est grand, dans le temple de la faveur, excepté les portes qui sont si basses, qu'il faut y entrer en rampant.

Espérons, pour l'avenir de la science, en général, et de la médecine, en particulier, et aussi pour l'avenir du bon renom de la science française et de la civilisation, qui en dépend jusqu'à un certain point, que l'institution du concours n'est pas près de disparaître.

Que les cyniques partisans du bon plaisir continuent leurs sourdes menées et leur campagne ténébreuse en faveur d'un mode de nomination qui a soulevé l'indignation générale.

Nous savons que les chefs d'école, partisans de ce système, ont la prétention de découvrir les grands hommes méconnus et de faire à ce sujet des diagnostics, que le temps doit ratifier.

Quelles que soient leur perspicacité et leur intuition, nous n'hésitons pas à déclarer qu'elles seront plus d'une fois mises en défaut.

Tout le monde n'est pas de taille à déceler le génie d'un homme en médecine, comme dans les autres branches de l'activité humaine, et l'histoire nous a appris qu'il n'y a guère que Napoléon Ier, qui ait eu en partage, cette intuition, qui lui a permis d'élever au faîte des grandeurs, des hommes pour lesquels l'avenir a ratifié ce choix exceptionnel.

Ne sutor ultra crepidam.

CHAPITRE XVI

DE LA DISCRÉTION MÉDICALE

Nescit vox missa reverti,

a dit Horace :

La parole échappée ne peut être reprise.

Cet important chapitre de déontologie médicale a été traité de main de maître, et la littérature médicale est richement pourvue sous ce rapport.

Nous n'avons pas la prétention, qui serait ridicule de notre part, d'y rien ajouter, bien que le sujet soit loin d'être épuisé.

On peut dire qu'il y a presque unanimité dans le corps médical en faveur de l'adoption pure et simple du secret médical absolu, tel que nous l'enseignent la loi morale et la législation écrite.

Depuis le serment d'Hippocrate, jusqu'aux traités récents écrits par des maîtres dont l'autorité ne saurait être méconnue, c'est d'un consentement unanime que le corps médical invoque le secret absolu, comme un palladium devant nous mettre à l'abri de la calomnie, ou tout au moins de la malveillance d'un public déjà mal disposé à notre égard.

On peut même affirmer, sans crainte d'être démenti, que c'est pour ainsi dire le seul point sur lequel les médecins soient d'accord.

Plût à Dieu qu'il en fût de même sur tous les autres points de la pratique professionnelle.

Il n'en est pas moins vrai qu'il arrive encore de temps en temps, que des médecins soient victimes d'une interprétation erronée de cette sage maxime.

Alors même que la révélation du secret médical n'a démontré aucune intention de nuire dans la pensée de leurs auteurs, il a été donné de voir des juges condamner impitoyablement, comme de vulgaires malfaiteurs, des médecins qui avaient manqué de prudence, soit dans leurs paroles, soit dans leurs écrits.

La presse médicale a signalé ces faits à l'attention du monde médical avec tous les commentaires que comporte leur appréciation, à laquelle nous n'avons rien à ajouter.

La Faculté de médecine de Paris avait, dans une brève formule, résumé le devoir impérieux du secret médical.

Agrorum arcana visa, audita intellecta, éliminet nemo.

Interprétation qui est encore aujourd'hui universellement acceptée.

Il est bon de faire remarquer, que de tout temps, et ce fait est tout à l'honneur de notre corporation, les médecins ont été guidés, dans leur conduite professionnelle, par une notion du devoir plus élevée que celle qui résulte de l'observation stricte de l'article 378 du Code pénal, et de son interprétation juridique, auquel néanmoins il faut toujours se reporter, en semblable matière.

Nous ne poursuivrons pas l'étude du secret médical dans toutes les circonstances de la vie médicale, étude qui exigerait de trop longs développements, et qui a été magistralement traitée par d'autres auteurs.

On nous permettra cependant d'appeler l'attention sur la question du secret médical dans l'armée, qui est régie par la décision ministérielle du 4 avril 1845, et qui est la suivante :

Lorsque des officiers sont malades à la chambre, un des officiers de santé (lisez docteurs en médecine), est chargé de les voir et de rendre compte de leur état au lieutenant-colonel. Le ministre de la guerre, consulté sur la question de savoir si l'officier de santé doit, en rendant compte de l'état des officiers, faire connaître en même temps la nature de leur maladie, a répondu que cette obligation ne saurait nullement être imposée aux officiers de santé, dont les fonctions purement médicales par les règlements, se trouveraient par là, dégénérer en un moyen supplémentaire de police ; en gardant le silence à ce sujet, les officiers de santé ne sont pas d'ailleurs mus seulement par une honorable susceptibilité, ils ne font que se soumettre aux prescriptions que la loi (Art. 378) leur impose.

On avouera sans peine qu'on ne saurait mieux dire, et cette décision, qui est signée du ministre de la guerre, comme chef suprême de l'armée, et qui émane en réalité du conseil de santé des armées, laquelle est un chef-d'œuvre dans son genre, n'a qu'un défaut, c'est que dans la pratique journalière, elle est outrageusement violée.

Nous l'affirmons pour en avoir été témoin chaque fois que l'occasion s'en est présentée.

Il ne saurait en être autrement ; quiconque connaît l'armée, sait très bien que l'interprétation des lois et règlements est laissée au bon plaisir des chefs, puisque leur décision est souveraine et sans appel, l'autorité étant infaillible et devant toujours avoir raison, dans l'intérêt de la discipline.

Toute discussion étant interdite d'une façon absolue, les médecins, pas plus que les autres officiers, ne peuvent faire valoir leurs droits ; ils n'ont qu'à s'incliner devant l'arbitraire de leurs chefs ; car il ne faut pas croire que leurs chefs immédiats, c'est-à-dire les médecins placés au-dessus d'eux dans la hiérarchie, peuvent appuyer leurs revendications, si légitimes qu'elles soient ; ceux-ci leur répondant invariablement que la première chose à faire est de se conformer aux ordres de leurs supérieurs, c'est-à-dire du commandement, dont la voix est toujours prépondérante.

Il en résulte que dans l'espèce, comme on dit au palais, chaque fois qu'un médecin militaire, dans un corps de troupe, est appelé à visiter un officier malade à la chambre, il rend compte par écrit de la maladie de cet officier au lieutenant-colonel, lequel pousse l'indiscrétion jusqu'à exiger le nom écrit de la maladie.

Il est évident que le médecin peut inscrire le nom réel de la maladie ou tout autre nom, ceci est laissé à l'appréciation de chacun, là n'est pas la question, le principe n'en subsiste pas moins ; il y a eu violation du secret médical. C'est tout ce que nous voulions établir.

On a cru trouver un palliatif à ce droit exorbitant de l'autorité militaire, en ne révélant que les maladies qu'il est indifférent de dévoiler ; et dans la pratique, le médecin révélerait volontiers, par exemple, qu'un officier malade à la chambre est atteint de lumbago, tandis qu'il s'abstiendrait prudemment de faire connaître qu'il est atteint de syphilis.

Quant à nous, nous ne saurions admettre une semblable interprétation des textes réglementaires ou législatifs, et nous condamnons d'une façon absolue et systématique, cette manière de faire, dont les inconvénients sautent aux yeux les moins clairvoyants.

Il en résulterait, en effet, inévitablement, que lorsque le nom de la maladie serait omis, on saurait immédiatement à quoi s'en tenir.

Quant au compte rendu écrit de la visite avec le nom de la maladie, placés sous enveloppe cachetée et adressée au lieutenant-colonel, qu'il s'agisse d'un billet d'admission à l'hôpital délivré par le médecin, ou de l'exemption de service accordée à un officier malade à la chambre, mode qui a été préconisé, nous avouons qu'il ne vaut pas mieux que les autres; c'est à notre avis, un procédé jésuitique, qui ne sauve que les apparences et ne remédie en rien à la situation.

C'est le secret de polichinelle qu'on veut garder, puisqu'il est révélé tout au long, dans toute la paperasserie administrative, sans laquelle, la bureaucratie n'aurait plus sa raison d'être.

Et voilà comment le secret médical est observé dans l'armée.

Nous mettons en fait, sans craindre la contradiction, que les médecins légistes les plus savants, les juristes les plus éminents, sont incapables, dans l'état actuel des choses, de tracer une ligne de conduite invariable aux médecins praticiens, dans l'accomplissement de leurs devoirs professionnels, à propos du secret médical.

La jurisprudence est confuse et contradictoire, les magistrats chargés d'appliquer la loi, peuvent l'interpréter autrement que nous ; le public, toujours enclin à la malveillance à notre égard, nous suscitera souvent les plus graves difficultés, à propos des révélations les plus nodines ; l'appui moral ou matériel de nos confrères ou de nos maîtres, nous fera presque toujours défaut en semblable occurrence.

D'où nous concluons que le secret médical absolu doit être la règle constante dans notre profession ; cette pratique ne paraîtra peut-être pas très intelligente à un certain nombre de confrères ; nous la croyons, dans tous les cas, conseillée par la prudence la plus élémentaire.

17

CHAPITRE XVII

MÉDECINS DE L'ÉTAT CIVIL

L'observation pour guide et la vérité pour but.

En France, il n'y a que les grandes villes qui possèdent des médecins de l'état civil.

Quant aux villes de moindre importance et aux communes rurales, elles sont totalement dépourvues de cette institution.

Il y a là une lacune de notre organisation qui ne disparaîtra que lorsqu'une organisation médicale aura été créée et fonctionnera sur toute l'étendue du territoire de la République.

Il nous paraît inutile de faire ressortir l'importance de cette organisation.

On connaît malheureusement les trop nombreux exemples d'erreurs de sexe commises, dans l'enregistrement des naissances, dans les mairies.

Il ne saurait en être autrement, ledit enregistrement étant confié à des employés qui ne font que consigner sur les registres de l'état-civil les déclarations des naissances qui leur sont faites, conformément à la loi, par les parents du nouveau-né.

Or, le public ignore, mais les médecins savent parfaitement que la détermination du sexe d'un nouveau-né n'est pas toujours chose facile et aussi simple qu'on pourrait croire

Il existe un certain nombre de malformations congénitales, qui sont une cause d'erreurs assez fréquentes et qui ne permettent pas toujours une détermination exacte du sexe ; la confusion du sexe étant souvent inévitable, surtout au moment de la naissance.

Il en résulte, dans l'état actuel de la législation, des difficultés considérables dans l'avenir, pour arriver à la rectification des actes de l'état-civil, qui ne laissent pas que d'être des plus préjudiciables pour celui qui en est, non pas l'auteur, mais la victime.

Dans ces conditions et dans le but de remédier à un état de choses aussi déplorable, l'intervention d'un docteur en médecine nous paraît indispensable dans chaque déclaration de naissance qui serait faite à la mairie.

A cet effet, un médecin de l'état-civil aurait pour mission de déterminer le sexe de l'enfant nouveau-né, dont la naissance serait déclarée à la mairie.

Le ministère dudit médecin étant obligatoire, son intervention devrait être payée par la mairie, laquelle opérerait le remboursement des frais qui en résultent, comme pour les impôts ordinaires.

Il devrait en être de même pour chaque déclaration de décès, laquelle devrait être obligatoire, et non gratuite, la dépense en résultant devant incomber aux particuliers ou aux communes.

On ne verrait plus alors ces inhumations précipitées dans lesquelles des coupables ont hâte de faire disparaitre leurs victimes, ou dans lesquelles on a enterré des vivants qu'on croyait morts. Comme si la constatation des décès était chose si aisée ; il n'y a que l'homme de l'art capable de reconnaître les signes de la mort certaine, il y a souvent là un problème difficile à résoudre.

Et la constatation des crimes serait beaucoup plus aisée à ce moment, que lorsque plus tard on est obligé de procéder à l'exhumation de cadavres, dont la putréfaction rend très difficile, pour ne pas dire impossible, ce genre de constatation.

Il va sans dire que point n'est besoin, dans ces sortes de choses, de créer des fonctionnaires qui ne seraient plus que de vulgaires employés de l'état-civil ; il suffirait de l'intervention d'un docteur en médecine quel qu'il soit, de bonne volonté, dont le ministère serait rétribué convenablement.

Le médecin des morts, *triste ministerium*, uniquement chargé de cette triste mission, ne serait bientôt, pour le public impressionnable et superstitieux, qu'un croquemort inspirant l'effroi, sorte d'épouvantail pour les populations affolées en temps d'épidémie ; il devrait être en même temps le médecin des vivants, chargé indistinctement de la déclaration des naissances et des soins donnés aux vivants, au choix de ces derniers, et devrait toujours être agréé des municipalités.

Bonos medicos in civitate oportet.

CHAPITRE XVIII

ASSISTANCE MÉDICALE

L'assistance médicale en France revêt les formes les plus variées, depuis l'assistance médicale dans les collectivités, jusqu'à l'assistance des individus à domicile.

L'administration a la haute main sur cette branche importante des services publics, et selon sa noble habitude, rémunère les services médicaux à l'aide de phrases sonores et retentissantes ou de mentions honorables dans les gazettes.

On peut dire, sans crainte d'être taxé d'exagération, qu'il n'y a peut-être pas une catégorie de citoyens, qui ne fasse partie d'une association quelconque, ayant droit aux soins gratuits d'un médecin, depuis les sociétés de secours mutuels jusqu'aux sociétés d'anciens militaires.

Il est facile de voir par là, qu'il n'y a guère de citoyens qui ne fassent partie de l'une ou l'autre de ces honorables corporations ; tout citoyen trouvant que les sociétés de secours mutuels présentent des avantages considérables pour leurs membres participants, lesquels, au moyen d'une faible cotisation, ont droit aux soins gratuits du médecin pour le présent et l'avenir.

En outre, avec le service militaire, personnel et

obligatoire, auquel sont soumis tous les citoyens valides, il n'en est guère qui ne soit ancien militaire, et qui, à ce titre, ne jouisse des mêmes avantages que les membres des sociétés de secours mutuels.

Cette admirable organisation, qui fait le bonheur de ceux qui en profitent et le désespoir des médecins qu'elle exploite, a amené fatalement le résultat suivant : la majeure partie de la population de certaines régions est soignée presque gratuitement par des médecins dont la popularité va sans cesse grandissant, au détriment d'autres médecins dont la misère suit la même progression.

A propos d'assistance médicale, il est difficile de ne pas parler de l'assistance publique, non pas que nous ayons la prétention d'étudier les rouages compliqués de cet organisme archaïque.

L'étude de cette puissante organisation a été faite par d'autres auteurs, d'une façon magistrale.

Les critiques en ont été exposées avec une rare compétence et une complète indépendance, par des médecins plus soucieux du bien public que de leur intérêt personnel, ce dont il faut leur savoir gré; cette indépendance étant assez rare de nos jours, même dans le corps médical.

Nous nous permettrons simplement d'attirer l'attention sur un état de choses que nous croyons très préjudiciable aux intérêts du corps médical. Il s'agit :

1° Des consultations externes gratuites données si libéralement par l'élite de nos médecins, dans les hôpitaux civils de Paris et des principales villes de France, non pas seulement aux indigents, ce qui est tout naturel, mais aux faux indigents, c'est-à-dire à toute une catégorie de personnes qui sont parfaitement en état de payer les consultations du médecin, et volent ainsi le patrimoine des pauvres.

2° Des malades admis en traitement dans les hôpitaux civils de Paris et des principales villes de France, au même titre que les indigents, alors qu'ils seraient parfaitement en état de payer les soins que nécessite leur état.

Nous en avons connu des exemples indiscutables, sur lesquels a été appelée l'attention bienveillante de l'administration, nous en avons signalé quelques-uns à l'indignation des médecins et nous avons entendu, à ce sujet, formuler des plaintes légitimes par d'humbles praticiens qui étaient ainsi frustrés ; plaintes qui sont restées sans écho, bien entendu.

Cependant, les princes de la science, les maîtres dans les hôpitaux, devraient bien mettre un frein aux élans de leur philanthropie, en ne donnant leurs consultations qu'à bon escient ; ils abandonneraient ainsi le menu fretin de la clientèle aux pauvres médecins praticiens, auxquels il ne reste plus rien, que la ressource ultime de mendier une place au râtelier de l'Etat, ce qui, on en conviendra, ne laisse pas que d'être assez humiliant, et n'est pas à la portée de tout le monde, outre que le nombre des budgétivores ne peut pas être illimité.

A différentes reprises, la presse médicale a appelé l'attention du corps médical sur cette situation lamentable.

Il appartient à une administration éclairée et vigilante, soucieuse du bien des pauvres, et à la corporation médicale, qui a signalé ces abus, indignes de notre siècle utilitaire, d'en poursuivre la suppression avec persévérance.

Est-ce que l'administration militaire traite gratuitement dans ses hôpitaux, ses officiers malades ou blessés ? Est-ce qu'elle ne leur retient pas sur leur solde le prix des journées de traitement ?

Et cependant, s'il est une catégorie de citoyens dignes d'intérêt, ce sont assurément les défenseurs de la patrie, envers lesquels l'administration de la guerre devrait bien se montrer plus généreuse.

Dans un autre ordre d'idées, est-ce que l'administration de la justice en France, accorde indistinctement à tous les citoyens qui la réclament, la dispense des frais de justice, afin de pouvoir poursuivre leurs légitimes revendications ?

Est-ce qu'elle n'a pas soin de n'accorder l'assistance judiciaire qu'aux citoyens dont l'état d'indigence est notoirement connu et parfaitement établi ?

Elle sauvegarde ainsi et avec raison, les intérêts sacrés et très respectables des hommes de loi.

Nous ne demandons que l'égalité de traitement et que l'assistance publique soit synonyme d'assitance judiciaire.

Les intérêts des hommes de l'art nous paraissent tout aussi dignes de respect que ceux des hommes de loi.

CHAPITRE XIX

RÉCOMPENSES NATIONALES

C'est une injustice de décorer un médecin, car ils le méritent tous.

Il est certain que s'il y a des citoyens dignes de cette distinction, ce sont les médecins, eux, dont le dévouement, le courage, l'abnégation et le désintéressement sont mis tous les jours à de si rudes épreuves, aussi bien par le public que par le gouvernement.

Néanmoins, la décoration de la Légion d'honneur est donnée de préférence à des électeurs influents dont on paie ainsi les services, ou à d'honnêtes industriels qui ont su faire des fortunes rapides, en exploitant leurs semblables, décoration qui leur sert de réclame pour donner une plus grande extension à leurs affaires.

> J'estime plus un valeureux soldat
> Qui, de son sang, sert son prince et l'Etat.
> Qu'un important que sa lâche industrie
> Engraisse en paix au sein de la patrie.

Quant aux médecins, le gouvernement, dans sa sollicitude éclairée, les comble de témoignages de satisfaction, vante sans cesse leur dévouement à la grande cause de l'humanité et viennent-ils à succomber, héros obscurs et ignorés, victimes de leur dévouement, ce même gouvernement leur décerne généreusement une médaille de bronze, hommage tardif, qui sera souvent le seul patrimoine qu'ils pourront léguer à leurs enfants, dont ils étaient l'unique soutien.

Quant aux vœux exprimés par quelques-uns, de voir intervenir le gouvernement pour décerner des récompenses nationales aux veuves ou aux descendants des médecins qui succomberaient victimes de leur dévouement professionnel, il faut y voir de louables intentions, qui dénotent des sentiments généreux de la part de leurs auteurs, mais on ne saurait y voir autre chose, ce sont des vœux platoniques, qui ne sauraient aboutir.

Sans doute on peut citer plus d'un exemple de pensions concédées à titre de récompenses nationales, au profit de citoyens ayant rendu des services au pays, de leurs veuves ou de leurs enfants, et ces pensions constituent un titre d'honneur en même temps qu'un moyen de vivre.

Mais il est juste de faire remarquer que ces pensions étaient accordées, soit à des grands hommes dont le nom appartient à l'histoire, soit à des guerriers illustres, morts pour la patrie, et qu'on ne saurait assez récompenser, soit à des personnages qui, à défaut de ces titres, avaient droit à la reconnaissance du gouvernement, pour des motifs politiques. Or, chacun sait qu'en politique, il n'y a pas de justice, et que les desseins de la politique, comme ceux de la providence, sont insondables; donc, inutile d'insister.

Il est facile de voir que ces vœux n'ont aucune chance d'aboutir; d'abord ils se heurtent au profond dédain que le gouvernement, comme le public, a toujours manifesté pour la corporation médicale, dont les membres doivent se sacrifier par définition et ne jamais rien réclamer. Ensuite, quand on voit les difficultés souvent insurmontables auxquelles donnent lieu le règlement des pensions ou des secours militaires dans les cas où les veuves des militaires, ou leurs enfants, ont des droits à faire valoir, on peut juger de ce que ce serait dans les cas de médecins succombant victimes du devoir professionnel, cas dans lesquels leurs descendants auraient des réclamations à adresser à l'autorité. Ce seraient des cas inextricables, et les veuves et les enfants seraient morts de faim depuis longtemps, lorsqu'arriverait la solution.

A notre avis, les médecins ne doivent, en aucun cas, compter sur l'appui des gouvernements; ils ne doivent compter que sur eux-mêmes, et il est facile de prévoir, étant donnée la détresse croissante de la profession médicale, que les associations destinées à secourir les infortunes professionnelles, seront insuffisantes pour accomplir cette tâche, dans un avenir plus ou moins éloigné.

Perspective peu séduisante et qui devrait bien détourner la génération actuelle d'une carrière aussi pénible et aussi ingrate.

Aide-toi, le ciel t'aidera.

CHAPITRE XX

DES POSTES MÉDICAUX

Homo homini lupus.

Nul n'est prophète dans son pays, dit le proverbe; c'est sans doute pour cela qu'un grand nombre de jeunes docteurs, aussi embarrassés de leur diplôme, qu'un poisson d'une pomme, n'hésitent pas à s'établir dans leur pays natal.

> Amour de nos foyers, quelle est votre puissance.
> Quels lieux sont préférés au lieu de sa naissance.

C'est, réalisé dans toute sa chère intimité, le vœu du poëte des consolations.

> Naitre, vivre et mourir dans la même maison ;
> N'avoir jamais changé de toit ni d'horizon.

Il est dans la patrie une seconde patrie, c'est le village qui nous a vus naître, a dit Lamartine. N'allez pas croire que c'est l'amour du sol natal qui attire ainsi ces jeunes fils d'Esculape. Ce sentiment si noble et souvent si fécond qui a engendré parfois de si beaux dévouements, mais qui est complètement inconnu de nos jours, dans une société cosmopolite, éminemment utilitaire et peu sentimentale, n'est pas celui qui dicte la conduite de ces débutants.

C'est un sentiment moins élevé qui les guide, c'est le besoin inéluctable d'assurer les moyens matériels de l'existence, et pour cela, d'éviter les frais souvent élevés d'un premier établissement et d'une installation nouvelle, en utilisant tant bien que mal, la maison paternelle, qui remplit plus ou moins bien les conditions désirables.

Nous nous garderons bien de donner des conseils à ces jeunes confrères à leur début; « où peut-on être mieux qu'au sein de sa famille », dit l'antique proverbe, quand on a le bonheur d'en avoir une.

Nous nous permettrons cependant de faire observer que, d'une manière générale, dans le milieu rural principalement, le médecin qui revient au pays natal trouve ses compatriotes mal disposés à son égard, soupçonneux, défiants et jaloux de sa supériorité dans l'échelle sociale.

Que s'il s'agissait d'un médecin étranger au pays, celui ci aurait d'autant plus de chances de rencontrer de la bienveillance de la part des habitants, qu'il leur serait plus étranger.

Aussi, les exemples sont nombreux des médecins de nationalité étrangère, Allemands, Russes, Polonais ou Espagnols principalement, dont les débuts en France ont été encouragés et facilités même pécuniairement par des Français, lesquels n'avaient manifesté qu'un profond dédain ou des sentiments d'hostilité pour des médecins leur compatriotes.

Le caractère du Français est ainsi fait; d'après lui tous les produits de l'étranger sont supérieurs aux produits similaires français, et il en est des médecins comme des marchandises; il dédaigne le médecin français et il acclame le médecin étranger, qui vient nous faire une concurrence déloyale et désastreuse, souvent malheureusement sous la garantie du gouvernement, au contraire des brevets d'invention, qui sont sans garantie du gouvernement.

Quant à la majorité des médecins, qui n'ont plus ni patrimoine, ni maison paternelle, et qui, nouveaux Bias, peuvent dire, comme le philosophe de l'antiquité: *Omnia mecum porto*; nous pouvons leur donner les conseils de l'expérience, qu'ils feront bien de méditer, avant de planter leur tente quelque part.

Les propositions les plus mirobolantes leur seront faites, les perspectives les plus séduisantes seront placées devant leurs yeux, les espérances les plus flatteuses, les avantages les plus considérables, tout sera mis en œuvre pour les séduire et les attirer dans des pays privilégiés, dont on ne manquera pas de leur faire une description merveilleuse. Et sur la foi des traités, ils partiront pleins d'espoir, à la conquête de la terre promise, qu'ils s'empresseront de quitter au bout de quelque temps, complètement désillusionnés, ayant perdu le peu qui leur restait, trop heureux quand ils peuvent s'en aller sans laisser des dettes entre les mains de gens impitoyables, qui ont exploité leur naïveté, leur candeur, leur générosité et leur dévouement, ces admirables qualités de la jeunesse française, en général, et de la jeunesse médicale en particulier.

Tout le monde a pu voir ces affiches stéréotypées collées sur les murs de la Faculté de médecine de Paris, revêtues de l'estampille officielle et sur lesquelles on peut lire des offres plus ou moins séduisantes et le plus souvent mensongères, dans le genre de celles-ci.

Poste médical à prendre. La commune de Farfouilly-les-Coucous, ou de Fouilly-les-Oies, ou de Trépagny-les-Chaussées, département des Hautes-Futaies, mille habitants, demande un Docteur en Médecine, seul médecin, excellente clientèle, indemnité, logement gratuit, population environnante à desservir, pays riche et agréable, communications faciles, etc., etc. Pour les renseignements, s'adresser au Maire.

Allez-y voir, chers confrères, et vous m'en direz des nouvelles; ces renseignements sont généralement un tissu de mensonges d'un bout à l'autre, et qu'on ne peut contrôler malheureusemeut qu'à ses dépens, c'est-à-dire avec du temps, ce qui, dans l'espèce, est de l'argent à dépenser.

Ordinairement, la commune qui possédait mille habitants, sur l'affiche, n'en a que cinq cents. Au lieu d'être seul médecin, on y rencontre un confrére, qui a renoncé à la clientèle et pour cause, celle-ci n'ayant jamais pu lui fournir des ressources suffisantes pour vivre; ou bien on trouve un confrère résidant à deux kilomètres de ladite commune; l'indemnité ou la subvention promise est une somme annuelle variant généralement de cent à cinq cents francs, moyennant laquelle le médecin devra soigner gratuitement les indigènes et les indigents de la localitè, sans quoi, ceux-ci n'auraient jamais recours à ses soins, quant au logement, c'est un local qui avait été trouvé insuffisant pour M. le garde champêtre, mais qui est bien assez bon pour M. le médecin; le pays riche se trouve peuplé de petits cultivateurs besogneux, qui n'emploient jamais le médecin et pour cause, incapables qu'ils sont de le payer; le pays agréable est un désert isolé et sans communications.

Ab uno disce omnes.

Eh bien, neuf fois sur dix, c'est ce qui arrive, et cela s'explique.

Les maires des communes rurales, le plus souvent des rustres, cherchent par tous les moyens à se concilier la bienveillance de leurs administrés qui sont autant d'électeurs, et pour cela n'ont trouvé rien de mieux, après l'établissement d'un abreuvoir municipal, par exemple, que de leur procurer un médecin qui ne leur coûtera presque rien, moyennant l'ingénieuse combinaison que nous venons de citer, et qui est éclose dans le cerveau puissant des membres du conseil municipal, les lumières de l'endroit qui, du reste, sont le plus souvent illettrés.

Tant il est vrai que l'intérêt parle toutes sortes de langues et joue toutes sortes de personnages, même celui de désintéressé.

C'est tout au plus un vétérinaire qu'il leur faudrait. Tous ces vœux des conseils municipaux ont reçu, bien entendu, l'approbation de M. le Préfet, qui s'en moque comme d'une guigne, et s'en soucie comme de sa première culotte; ce haut fonctionnaire sachant pertinemment que le médecin est un être destiné à contribuer au bonheur et au bien-être des populations de son département, à éloigner d'icelles les fléaux qui viendraient les assaillir et à combattre les épidémies qui pourraient troubler leur quiétute, et à lui adresser sur le tout des rapports lumineux et circonstanciés, lesquels seront enfouis dans leur sépulture officielle, les cartons préfectoraux, recouverts d'une poussière séculaire; dut le médecin succomber à cette rude besogne, victime de son dévouement, que M. le Préfet mentionnera élogieusement dans la gazette à sa dévotion.

Et nous ne parlons pas des autres affiches *ejusdem farinæ*, mentionnant des postes médicaux à céder. Ces cessions de clientèle médicale, contre espèces sonnantes, outre qu'elles heurtent le simple bon sens, sont souvent des marchés de dupes, dans lesquelles un excellent et honorable confrère vous passe un stock de choses les plus hétérogènes et les plus hétéroclites, dont vous ne pourrez rien faire, en échange de beaux deniers comptant, que vous ne reverrez plus que dans un rêve.

Dans l'espèce, l'excellent confrère, de peur de succomber sous le fardeau de la clientèle qui n'existe pas, vous a cédé moyennant finances, cheval, voiture, pharmacie, que sais-je encore; il aurait pu également vous céder ses livres de comptabilité, dans lesquels vous auriez pu lire la somme des honoraires qui lui sont dûs et qu'il ne touchera jamais, je ne parle que pour mémoire d'honoraires qu'il a pu encaisser.

Apparent rari nantes ingurgite vasto.

Et dire que les médecins sans clientèle sont tellement nombreux en France, qu'il s'en trouve toujours pour conclure ces marchés de dupes, et que, comme dans les combats d'Homère: *uno avulso, non deficit alter*. Je sais bien que ces jeunes confrères vivent d'espérances en attendant mieux, mais qu'ils se rappellent que celui qui vit d'espérances court risque de mourir de faim.

De cet aperçu dans le domaine de la pratique médicale, il ressort que le jeune médecin est en butte à des difficultés souvent insurmontables; et il faut avoir affronté les obstacles du début de la profession, seul, sans défense, sans appui, sans ressources, pour ainsi dire abandonné de Dieu et des hommes, *horresco referent*, au milieu de compatriotes qui sont pour nous des ennemis, ayant encore à lutter contre la jalousie des confrères, qui sert de point d'appui à la malveillance du public, trompé par les autorités et indignement exploité par les clients, pour se faire une idée des périls semés sous les pas d'un jeune docteur, dans notre beau pays de France, en l'an de grâce que nous traversons.

Il ne saurait en être autrement. De toutes les professions dites libérales, la profession médicale étant la plus exploitée.

Dans le milieu rural, le paysan se figure aisément qu'un médecin peut vivre du produit de son travail dans un centre quelconque de population; et raisonnant par analogie, ledit paysan s'imagine que du moment qu'il y a un boulanger pour un certain nombre d'habitants, il doit y avoir de même un médecin pour le même nombre d'habitants.

Il n'oublie qu'une chose, toutes choses étant égales d'ailleurs (ce qui n'est pas), c'est que ces habitants mangent du pain tous les jours de l'année, tandis qu'ils ne sont pas malades tous les jours, heureusement pour l'humanité. Aussi voit-on les boulangers faire fortune et même rapidement. A-t-on jamais vu un médecin faire de même? Quant à nous, nous n'avons connu que des médecins vivant péniblement de leur rude métier, incertains du lendemain et ne pouvant conserver le rang qu'exige leur position sociale, qu'à force de privations ou en dépensant complètement la fortune qui leur restait.

Il est un usage qui nous paraît bizarre à nous autres, peuples de l'Occident, qui aura bien de la peine à entrer dans nos mœurs, et qu'il serait cependant très désirable de voir adopter, c'est celui qui a cours dans toute l'étendue de l'empire Chinois.

Dans les villes du Céleste Empire, en effet, le client paie au médecin une redevance fixe tant qu'il est bien portant; tombe-t-il malade, il ne lui donne pas un sou pendant toute la durée de sa maladie.

On comprend l'intérêt que le médecin a à guérir son malade le plus promptement possible; c'est tout le contraire de ce qui se passe en Europe.

Les médecins, en France, gagneraient beaucoup à cette innovation, étant donné le nombre exagéré des médecins, eu égard à la population malade et payante.

Indocti discant et ameminisce periti.

CHAPITRE XXI

DE L'ENSEIGNEMENT PROFESSIONNEL

Nous n'hésitons pas à déclarer que l'enseignement professionnel est admirablement organisé en France, dans l'ordre de la médecine, aussi bien au point de vue pratique, qu'au point de vue théorique, malgré les critiques de ses détracteurs, qui n'admirent que ce qui vient de l'étranger.

Et quand nous parlons de l'enseignement professionnel, nous entendons désigner non-seulement l'enseignement officiel de la Faculté de médecine de Paris, mais aussi l'enseignement annexe plus ou moins libre, tel que l'enseignement des hôpitaux ou des établissements publics similaires.

Nous ne leur adresserons que trois reproches, sur trois points, qui, à notre sens, ne sont pas sans importance, nous plaçant toujours au point de vue essentiellement pratique, au point de vue des résultats bons ou mauvais, qu'en retire le médecin praticien en général.

1° Il est déplorable de voir nos cours et nos cliniques de la Faculté de médecine de Paris envahis par une foule d'étrangers, aux dépens des étudiants français, pour lesquels ils sont faits, et qui les paient assez cher pour en avoir le monopole exclusif.

Le renom légendaire de la science française et

l'hospitalité proverbiale de la France, qu'on met toujours en avant, à propos d'étrangers, nous laissent absolument indifférents, et le charbonnier devrait être maître chez lui.

L'encombrement de la population studieuse est devenu tel, que si l'on n'y porte un prompt remède, on se demande où les étudiants en médecine pourront aller apprendre leur métier; ce ne sera assurément pas à l'étranger.

2° L'enseignement de la médecine devrait être exclusivement réservé aux gens du métier, c'est-à-dire aux médecins et aux étudiants en médecine, et non pas ouvertement et libéralement donné au public extra-médical, ce qui présente des inconvénients très graves pour l'esprit public à tous les points de vue, ce que les médecins n'ignorent pas; et les moindres inconvénients de cet état de choses sont l'immixtion de la presse plus ou moins politique dans nos affaires, dans lesquelles elle n'a rien à voir, et l'introduction des voleurs dans les cliniques des hôpitaux où ils viennent de temps en temps dévaliser les pauvres étudiants.

3° Le troisième reproche que nous nous permettrons d'adresser à l'enseignement professionnel en général est celui de tendre à la vulgarisation de la médecine parmi le public extra-médical, c'est, en un mot, d'ouvrir les portes du temple aux profanes.

C'est à notre avis, une faute grave de conséquences, et qui a pour résultat certain et inévitable d'augmenter le nombre des parasites de la médecine qui vivent à nos dépens.

A quoi servent, je vous le demande, tous ces cours où des médecins enseignent à un public qui n'y est nullement préparé et qui ne peut qu'en faire un mauvais usage, nuisible à la santé publique et préjudiciable à nos intérêts professionnels. Dans l'un, l'anatomie élémentaire ou la petite chirurgie, dans l'autre la pharmacie usuelle ou l'art des pansements; dans l'autre, les premiers secours à donner en cas d'urgence, etc., etc.; tout le cycle de nos connaissances médicales ne tardera pas à y être parcouru.

Il serait temps de mettre un frein à cette manie de vulgarisation médicale.

Nous n'hésitons pas à affirmer que, de toutes les sciences, la médecine est la seule qui ne se prête pas à la vulgarisation.

Il est impossible de comprendre la médecine dans l'une quelconque de ses branches, si on n'a étudié d'abord les sciences qui en font la base; et vulgariser comme on le fait, les connaissances médicales, c'est faire des demi-médecins, qui ne tardent pas à nous supplanter et à nous créer de grandes difficultés dans l'exercice de notre art.

Les dames du monde auxquelles on fait des cours de pansements, feraient bien mieux d'apprendre la cuisine, car soyez-en sûrs, les notions indigestes qu'on a pu leur inculquer ne serviront qu'à faire inobserver nos prescriptions et nos ordonnances, lorsque nous nous rencontrerons avec elles auprès d'un malade ou d'un blessé.

Il en est de même des infirmières auxquelles on fait des cours de médecine. Il n'y en a pas de plus détestables que celles qui ont la prétention de tout connaître en médecine. Ce sont toujours celles qui exécutent le plus mal nos prescriptions, parce qu'elles se mêlent de vouloir les contrôler et les critiquer.

Dans l'armée, par exemple, qui ne sait que les plus mauvais soldats, fantassins ou cavaliers, sont ceux qui arrivent au corps, avec la prétention d'avoir appris les exercices militaires ou l'équitation; leurs instructeurs ont toutes les peines du monde à les instruire, parce qu'ils ont la prétention de connaître déjà ce qu'on veut leur apprendre.

Tous les officiers de l'armée vous diront que c'est rendre un très mauvais service aux jeunes gens de l'école, que de leur apprendre l'exercice militaire ou l'équitation, ce sont des recrues détestables qu'on prépare à l'armée.

En médecine, il en est de même, ce sont des aides détestables qu'on nous prépare, et de plus ce sont des concurrents qu'on dresse contre les pauvres médecins praticiens.

Qui n'a vu d'anciens infirmiers exercer la médecine sans diplôme, et avoir d'autant plus de succès auprès d'un public stupide, qu'ils sont plus ignorants. Les uns moins hardis, mais tout aussi dangereux, se font spécialistes pour les dents ou les cors aux pieds: d'autres, sous prétexte de petite chirurgie, s'immiscent, comme rebouteurs dans le domaine de la grande chirurgie, pratiques qui devaient leur être interdites, l'une et l'autre.

Ce sont des serpents qu'on a réchauffés dans son sein, ce sont des parasites, qu'on a élevés et qu'on nourrit à nos dépens.

La vulgarisation de la médecine est un non-sens, c'est une chose extrêmement dangereuse pour la santé publique et pour la profession médicale.

L'ignorance n'a jamais fait de mal, l'erreur seule est funeste et l'on ne s'égare point parce qu'on ne sait pas, mais parce qu'on croit savoir.

L'ignorance vaut mieux que cette fausse science qui fait que l'on s'imagine savoir ce qu'on ne sait pas.

Il y a trois sortes d'ignorance; ne rien savoir, savoir mal ce qu'on sait, et savoir autre chose que ce qu'on doit savoir.

Nous livrons ces sages préceptes aux méditations des docteurs qui sont toujours empressés à apporter la science médicale aux esprits des profanes qui n'y comprennent rien, comme les docteurs de la foi ont porté la parole de l'Évangile aux fidèles. Ces nouveaux missionnaires de la médecine font fausse route; de toutes les science, seule la médecine doit être le privilège de quelques élus.

CHAPITRE XXII

DE LA MÉDECINE EXPÉRIMENTALE

Dans les sciences biologiques et en médecine notamment, l'observation et l'expérimentation sont deux puissants léviers.

Qui ne sait que les grandes découvertes scientifiques, qui ont fait marcher la science médicale contemporaine à pas de géant, sont dues en grande partie à l'expérimentation.

De tous les procédés de l'expérimentation, la vivisection est peut-être le procédé qui a déjà rendu les plus grands services, et qui en rendra encore, à condition de ne pas s'arrêter en chemin, et de ne pas prêter une oreille attentive et complaisante aux doléances intéressées d'une secte sentimentale, pour laquelle la vivisection est un crime de lèse animal aussi odieux que le crime de lèse humanité.

Nous n'essaierons pas un plaidoyer en sa faveur, comme l'ont fait quelques auteurs, nous estimons que ce serait faire trop d'honneur à cette secte dont la sensiblerie, ou la sentimentalité, si l'on préfère, est digne d'une meilleure cause.

Notre avis est que la vivisection, qui a déjà rendu de si grands services à la science médicale, ne saurait être trop pratiquée et trop encouragée.

Et nous sommes beaucoup plus affligés et notre

commisération est beaucoup plus grande, lorsque nous sommes témoins du spectacle des misères humaines, que lorsque nous sommes témoins des souffrances plus ou moins grandes des animaux soumis à notre expérimentation.

La secte qui prend sous sa haute protection les animaux, se compose ordinairement de ces partisans de l'éteignoir, qui voudraient mettre la lumière sous le boisseau et maintenir le peuple dans les ténèbres de l'ignorance, pour l'asservir et mieux le dominer.

La secte cléricale ne désarmera jamais ; le progrès des sciences l'épouvante; c'est elle qui s'oppose par tous les moyens en son pouvoir, à la pratique des autopsies dans les hôpitaux, en faisant réclamer les cadavres des malades qui y sont morts.

L'avenir de la science en général, et de la médecine en particulier, serait gravement compromis, si on ne s'opposait formellement à cette croisade d'un nouveau genre.

Les médecins, qui ont quelque pratique des hôpitaux civils ou militaires de la France, de l'Algérie ou des Colonies, savent tous par expérience, à quelles difficultés ils ont pu se heurter, dans certains cas, lorsqu'ils ont voulu pratiquer les autopsies des cadavres de leurs malades.

Et cependant, d'une manière générale, c'est un puissant moyen d'instruction et de vérification que la pratique des autopsies, sans parler des cas particuliers qui peuvent se présenter, et dans lesquels seule la nécropsie permet de trancher une question médicale ou médico-légale.

Il nous souvient, à ce propos, qu'en Algérie, dans un hôpital militaire, dont nous étions le médecin en chef, un médecin inspecteur nous demanda si nous pratiquions indistinctement les autopsies de tous nos malades décédés. Nous lui répondîmes, ce qui est l'exacte vérité, que nous les pratiquions généralement toutes, à l'exception de celles des corps qui étaient réclamés, réclamations auxquelles nous étions obligé de faire droit.

Le médecin inspecteur nous tint alors le langage suivant, dont nous garantissons le sens sinon le texte. Lorsque j'étais comme vous, me dit-il, médecin des hôpitaux, en Algérie, je pratiquais indistinctement toutes les autopsies, sans exceptions, des malades qui succombaient dans mon hôpital, et lorsqu'il se produisait des réclamations de cadavres, je n'en tenais aucun compte et je passais outre en disant aux auteurs de ces réclamations, que j'allais dénoncer à la justice le décédé, comme victime d'un crime ou d'un empoisonnement et à ce titre, en faire l'autopsie, sur un réquisitoire des magistrats.

Il est bon de dire, que de tout temps, les hôpitaux militaires de l'Algérie admettent en traitement dans leurs salles, indistinctement, militaires et civils des deux sexes.

Inutile d'ajouter que le médecin militaire qui se permettrait d'imiter la conduite du médecin inspecteur que nous venons de citer, ne tarderait pas à attirer sur sa tête, les foudres ministérielles, sous forme d'un emprisonnement immédiat, d'une durée indéterminée, sans autre forme de procès, pour n'avoir tenu aucun compte des réclamations qui se sont produites ; et il n'est pas bien sûr, qu'en territoire militaire, où la justice est prompte et expéditive, le malheureux ne serait pas fusillé illico, les explications ne venant qu'après.

A propos de médecine expérimentale, nous devons faire une remarque qui nous semble digne d'attention.

Il existe à la Faculté de médecine de Paris, une chaire dite de médecine expérimentale et comparée, dont la création est de date relativement récente et qui déjà a été illustrée par de remarquables travaux.

Seulement sa dénomination n'est pas tout à fait exacte; le premier qualificatif seul lui convient, car, en fait de médecine comparée, il n'en a jamais été question.

Et Dieu sait cependant si la médecine comparée serait utile à la médecine humaine; que de lumières elle lui pourrait fournir sur une foule de points, encore obscurs, de pathologie.

La pathologie vétérinaire a plus d'un point de contact avec la pathologie humaine, et pour notre part, nous ne connaissons pas de science plus intéressante et plus utile au médecin.

Les deux sciences, au lieu de se prêter un mutuel appui, ont toujours l'air de se tourner le dos ; cependant, les représentants de la médecine vétérinaire ont acquis assez de titres à l'estime des savants, pour être admis à participer à un enseignement de la plus haute portée et qui n'est encore qu'à l'état embryonnaire.

CHAPITRE XXIII

DES CERTIFICATS MÉDICAUX

Quod scribimus projure habetur, disent les notaires. Nous ne voulons point établir une comparaison quelconque entre les actes des tabellions et les certificats des médecins.

Leurs actes ne sont pas plus comparables que leurs capacités, il n'y a aucun parallèle à établir entre un tabellion, dont on n'exige qu'une instruction primaire et un docteur en médecine, qui a dû passer devant trois facultés : faculté des lettres, faculté des sciences, faculté de médecine.

Néanmoins, qu'il nous soit permis de faire remarquer que les écrits des notaires sont entourés d'un saint respect par leurs clients, tandis que les écrits des médecins sont traités par leurs malades avec un mépris et une profanation regrettables.

Les écrits des notaires font toujours foi en justice. ils sont indiscutables (nous parlons des actes authentiques, et non pas des faux, bien entendu), ce sont des armes puissantes entre les mains de leurs clients, qui les paient en conséquence, sans marchander.

Est-ce qu'il en est de même pour les écrits des médecins. Nous ne parlons pas des rapports médico-légaux qui sont vilipendés devant les tribunaux, attaqués et discutés par des gens toujours incompétents et souvent de mauvaise foi.

Quant aux certificats médicaux, les clients ont généralement la prétention d'en exiger la délivrance de la part des médecins, gratis *pro Deo* ; et cette habitude déplorable est sottement entretenue par la plupart des médecins praticiens, qui fournissent ainsi à leurs clients des armes pour se faire battre.

Qu'ils se rappellent le proverbe :

Verba volant sed scripta manent.

Il y a, à cette manière de faire, plusieurs inconvénients : nous nous contenterons d'énumérer les principaux.

Le client, qui n'estime que ce qu'il paie, et pour lequel la valeur d'une chose quelconque est en raison directe de son prix vénal, n'attache aucune importance aux certificats médicaux délivrés dans ces conditions ; et il arrive ainsi à faire partager cette croyance au médecin d'où une part de déconsidération qui retombe sur ce dernier.

Ce certificat, bien que l'expression de l'exacte vérité, est une arme terrible entre les mains d'un client malhonnête, qui pourra le mettre entre les mains des gens d'affaires ou des hommes de loi pour fournir la preuve du pour ou du contre, au gré de ses intérêts, sans aucun souci de la vérité, quand il ne sera pas taxé de complaisance par son adversaire, dans des cas litigieux.

Le médecin qui délivre un certificat sur papier libre, s'expose aux revendications du fisc, qui est impitoyable, et qui, sous les espèces ou apparences des fonctionnaires de l'administration de l'Enregistrement des domaines et du timbre, lui infligera une amende de cinquante francs au minimum, alors que ledit certificat a été extorqué au médecin par son client, sous de fallacieux prétextes, et à l'aide de promesses mensongères, et payé en monnaie de singe.

Pour éviter ces inconvénients multiples, souvent fort onéreux et toujours désagréables, nous engageons vivement les médecins, dans leur intérêt, et pour imposer au public le respect qui leur est dû, à ne jamais délivrer des certificats médicaux, que sur papier timbré, libellés avec une prudente réserve, sinon avec les formules surannées et incompréhensibles des officiers ministériels, du moins avec des détails suffisants, et toujours revêtus des cachets et estampilles plus ou moins officiels.

Le public estime beaucoup plus les certificats ainsi établis que les chiffons de papier que certains médecins se laissent extorquer avec une naïveté qui fait sourire les tabellions, dont les moindres grimoires sont taxés à des prix inconnus des médecins.

En médecine, comme en beaucoup de choses, les petites causes peuvent produire de grands effets ; et des actes, en apparence insignifiants, entraîner de grosses conséquences :

L'Adage ancien : *De minimis non curat prætor*, n'est pas de mise en médecine.

CHAPITRE XXIV

DES CONSULTATIONS ENTRE MÉDECINS

Nous n'esquisserons pas un chapitre de déontologie à propos des consultations entre médecins.

Les auteurs que nous avons cités l'ont fait d'une façon magistrale, et tous les médecins acceptent les sages préceptes qui en découlent.

Comme toujours, en théorie, tout le monde est d'accord; il n'en est pas de même sur le terrain de la pratique.

Il sied bien à Messieurs les pontifes de la médecine de conseiller, de provoquer une consultation dans tel ou tel cas, où c'est une nécessité.

Ils n'ont oublié qu'un point, c'est d'éclairer la lanterne, comme le singe de la fable.

Allez donc appeler un confrère en consultation à la campagne, auprès de certains clients, qui ont déjà de trop de votre présence auprès d'eux.

Dans le milieu rural, le paysan ne consent presque jamais à faire les frais d'une consultation entre médecins. Ce qu'il fait, c'est d'appeler un médecin à l'insu du médecin traitant, par méfiance, pour essayer de saisir un avis qui soit en contradiction avec l'avis du médecin traitant, qu'il congédie sans autre forme de procès, et sans le payer, bien entendu.

Il y a là une situation inextricable et toujours fort désagréable pour le médecin praticien des campagnes, qui ne sait plus à quel saint se vouer, et se trouve exposé à passer pour un médecin malhonnête aux yeux de son confrère. Heureusement que tous les médecins, qui ont l'expérience du milieu rural, savent à quoi s'en tenir, et flairant le piège qui leur est tendu, ne s'y laissent prendre qu'à bon escient.

> Ces pauvres paysans, — pardonne-moi, lecteur ;
> Ces pauvres paysans, je les ai sur le cœur.

comme dit Alfred de Musset.

Un conseil que nous nous permettrons de donner aux confrères de la campagne, c'est de ne pas imiter la conduite de quelques-uns, que nous trouvons répréhensible, laquelle consiste : 1° à exprimer ouvertement et intelligiblement leur avis, à l'entourage du malade, sur le cas donné; cette manière de faire présente les plus graves inconvénients, parce que l'entourage du malade est incapable de comprendre le langage médical, qu'il interprète d'une façon désastreuse, et qu'il dénature d'une façon déplorable ;

2° Conduite qui consiste à débiner (c'est le mot usuel), le pauvre confrère qui n'en peut mais et qui en sera la victime innocente ;

3° Conduite enfin qui consiste à se désintéresser complètement des honoraires, qui nous sont légitimement dûs ; ces honoraires doivent être payés, *hic et nunc* au médecin consultant.

Nous sommes heureux et fiers d'être de l'avis du docteur Juhel Renoy (ouvrage cité), une fois n'est pas coutume, à propos des honoraires dûs au médecin traitant, dans le cas de consultation avec un confrère.

Nous citons textuellement cet avis que nous approuvons formellement et qui devrait bien être adopté dans la pratique :

Les honoraires du médecin habituel devraient être les mêmes que ceux du médecin consultant.

Et cet auteur fait suivre ces lignes des réflexions suivantes, qui nous paraissent mériter l'approbation universelle : l'infériorité dans laquelle apparaît le médecin habituel en consultation, diminuerait beaucoup de ce fait, et si même elle persistait, cela lui serait au moins une fiche de consolation.

Il nous souvient, à ce propos, d'une mésaventure dont nous avons été témoin et victime, qui n'est pas tout à fait à l'honneur de leur auteur.

Voici le fait : un malade de la campagne, fort riche (on le disait millionnaire), et gravement atteint, était soigné par un médecin célèbre de sa province. Ce client, que j'avais soigné autrefois, et auquel j'avais révélé un diagnostic et un pronostic, dont le temps n'avait que trop ratifié l'exactitude, se souvenant de mon ancienne intervention, manifesta le désir de me faire appeler en consultation, proposition qui fut acceptée par le médecin traitant, auquel, à mon arrivée, je racontai les antécédénts pathologiques du malade et qui confirma la véracité de mon diagnostic.

Ma mission terminée, je regagnai ma résidence qui était fort éloignée.

Le malade mourut et ses héritiers, auxquels je dus réclamer mes honoraires, me les contestèrent, selon l'habitude ; et j'en fus pour mes frais de voyage, qui étaient assez élevés, vu l'éloignement et la perte de mon temps.

Or, si dans l'espèce, le célèbre médecin traitant qui avait empoché la forte somme (ce que je suis loin de lui contester), m'avait fait payer mes honoraires, ainsi qu'il aurait dû le faire, je n'aurais pas été victime de ma bonne foi, je veux dire de ma naïveté.

Je dois ajouter, il est vrai, car il faut être véridique avant tout, que cet honorable confrère (le plus célèbre de sa province), lorsque je pris congé de lui, m'offrit, comme témoignage de gratitude, de me donner ses œuvres médicales (quelques bouquins aussi inconnus que sa personnalité), lorsque j'aurais occasion de traverser la ville où il résidait.

Inutile de dire que dans mes pérégrinations, je me gardai bien de lui faire une visite (la première me suffisait), lorsque je traversai la ville qu'il habitait.

CHAPITRE XXV

DE LA LIBERTÉ DE L'EXERCICE DE LA MÉDECINE

L'homme s'ennuie du bien, cherche le mieux, trouve le mal et s'y soumet crainte de pire.

Nous terminerons cette étude par le chapitre de la liberté de l'exercice de la médecine, par lequel nous aurions dû commencer.

La liberté absolue et illimitée de l'exercice de la médecine telle qu'elle existe actuellement en certains pays, et telle qu'elle a existé en France, avant la promulgation des lois actuelles, a été revendiquée, par certaines personnes plus éprises des idées théoriques que pénétrées du sentiment de la réalité.

Le vœu d'une pareille réforme exprimé par des profanes, n'a rien qui puisse nous surprendre ; mais de de la part de quelques médecins, la chose peut paraître, au premier abord, plus étonnante, et mérite peut-être l'attention, sinon des pouvoirs publics, tout au moins du monde médical.

Nous ne nous attarderons pas à la discuter ; cette réforme importante et qu'on peut qualifier de capitale pour la corporation médicale, n'ayant aucune chance d'aboutir dans l'état actuel des choses.

Cette question vitale a été étudiée et discutée avec tous les développements qu'elle comporte, d'une façon magistrale, dans des ouvrages spéciaux, et dans la presse médicale, sans avoir eu le don d'émouvoir, outre mesure, le corps médical.

Néanmoins, il n'est pas dit que, dans un avenir plus ou moins éloigné, cette réforme qui, aujourd'hui, nous semble inopportune ou tout au moins prématurée, ne soit pas prise en considération et n'aboutisse pas dans la pratique.

On a dit que rien n'est impossible en France, le dicton est vrai en ces sortes de questions.

Actuellement, en France, la médecine est tellement discréditée, tellement exploitée et si méprisée par le public, que, du domaine des idées, la chose pourrait bien passer tôt ou tard dans le domaine des faits ; et alors, les pouvoirs publics, précédés en cela par l'opinion publique, décréteront la liberté absolue et illimitée de l'exercice de la médecine.

Ce sera la médecine libre dans l'état libre, formule chère aux libertaires.

Ce sera le chaos, le règne de l'abomination dans la désolation évidemment. Qu'on ne se hâte pas cependant de pousser des lamentations ; la détresse de la profession médicale est telle, le désarroi de la pratique si grand, l'insuffisance de la protection des lois telle, qu'il n'y aura pas grand chose de changé alors.

Est-ce que tout le monde ne fait pas actuellememt plus ou moins de la médecine?

Les charlatans de toute sorte, les étrangers, les faux docteurs, pratiqueront ouvertement, voilà tout.

Et le résultat, demanderez-vous ? Le voici : les vrais docteurs n'auront qu'à bien se tenir, ils seront bafoués, vilipendés, critiqués, calomniés, spoliés, au grand profit des pharmaciens qui feront chorus avec les charlatans.

C'est à ce moment seulement que les vrais docteurs ouvriront les yeux et songeront à reconquérir leur place, à se syndiquer sérieusement, et à lutter pour leur suprématie.

Il sera trop tard, leur insouciance, leur pusillanimité, leur jalousie, leur désintéressement, leur popularité les auront anéantis à tout jamais ; *Et nunc lugete medici.*

Et la santé publique, direz-vous, qu'adviendra-t-elle?

Je vous déclare que c'est le moindre de mes soucis, et à vrai dire, j'estime qu'elle n'aura que ce qu'elle mérite.

CHAPITRE XXVI

DU GRADE DE DOCTEUR ÈS-SCIENCES MÉDICALES

Comme si le titre de docteur en médecine n'était pas assez méprisé du public, dont quelques médecins sont inconsciemment complices en ce cas, en ne donnant pas à leur intervention médicale toute l'importance qu'elle mérite et en acceptant des honoraires indignes de leur titre, quelques esprits peu au courant de nos besoins et de la réalité des choses, ont imaginé la création d'un diplôme de docteurs ès-sciences médicales, diplôme qui, d'après eux, devait être réservé aux savants, c'est-à-dire aux candidats à l'agrégation et au professorat.

Comme si les titres de médecin des hôpitaux et d'agrégé de la Faculté de médecine n'étaient pas suffisants pour assurer à ceux qui en sont pourvus une supériorité professionnelle incontestée et incontestable. Ce serait à notre avis, une complication de plus tout au moins inutile, sinon nuisible, une véritable superfétation qui ne laisserait pas que d'avoir des inconvénients multiples.

Quand ce ne serait que de créer un troisième ordre de médecins, alors que notre profession si déshéritée à tous les points de vue est affligée de deux ordres de médecins qui nous ont causé tant de maux. C'est pour le coup que le public ignorant et toujours enclin à nous dénigrer, ne tarderait pas à placer le titre de docteur en médecine au-dessous de celui d'officier de santé et d'apothicaire. Il y aurait toujours des aigre-fins tout prêts à profiter de cette confusion, pour nous railler aux yeux des profanes, qui ne pourraient plus s'y reconnaître dans cette hiérarchie plus compliquée que celle des dieux de la mythologie.

Que dis-je, il n'y aurait pas de raison pour ne pas instituer d'autres diplômes dans les différentes branches de la science médicale. On verrait alors des docteurs en embryologie, en micrographie, en biologie et en hypnotisme ; ce serait une revanche de médecins praticiens d'un nouveau genre venant disputer aux pauvres docteurs en médecine une partie de leur clientèle déjà si réduite par l'extension du charlatanisme et l'insuffisance de la protection des lois.

Décidément, il y a encore de beaux jours pour la médecine en France. Il ne faut pas désespérer d'assister à la destruction et à l'anéantissement du seul bien qui nous reste après la liberté, la valeur jusqu'ici incontestée du diplôme de docteur en médecine d'une faculté française.

Il est vrai que, comme le sage de l'antiquité, rien ne doit nous émouvoir :

Etiam si illabatur orbis impavidum ferient ruinæ.

Heureusement que cette proposition de la création d'un diplôme de docteurs ès-sciences médicales, éclose dans le cerveau de gens qui croient que toute innovation est un progrès, n'a aucune chance d'aboutir actuellement, ayant été renvoyée aux calendes grecques.

Il appartient aux législateurs de l'avenir de se prononcer en toute connaissance de cause sur une institution qui, à nos yeux, serait la ruine de la profession médicale déjà si misérable et son anéantissement à bref délai.

CHAPITRE XXVII

LA THÈSE DU DOCTORAT EN MÉDECINE

La manie du changement qui a bouleversé de fond en comble le système d'enseignement dans le monde universitaire, est contagieuse.

Quelques médecins n'ont-ils pas imaginé de proposer la suppression de la thèse pour le doctorat en médecine.

Les principaux arguments invoqués sont:

1° Les frais onéreux qu'entraîne cet examen pour le candidat;

2° Le temps qu'il est obligé d'y consacrer et qui prolonge inutilement sa scolarité;

3° La stérilité de ce genre de travaux qui, à leurs yeux, seraient complètement inutiles et pour la science et pour le docteur;

4° Cette formalité obligatoire, d'après les règlements scolaires, devrait être facultative d'après eux.

A notre humble avis, pas un des arguments invoqués n'est valable et admissible.

Il faut bien se garder de toucher à cette arche sainte, qu'on appelle le doctorat en médecine, de peur de voir s'écrouler cet édifice qui ne manquerait pas de s'effondrer, si l'on venait à en détacher l'une des pierres.

Il ne s'agit pas de savoir si la thèse de doctorat

en médecine est plus ou moins utile au candidat ou à la science; il s'agit de vouloir bien reconnaître qu'elle est indispensable aux yeux du public ignorant et malveillant qui nous observe, qui nous guette et nous dénigre systématiquement.

C'est à ses yeux, l'auréole sainte, l'investiture canonique, le cérémonial traditionnel, sans lequel le médecin ne serait plus *dignus intrare.*

Comme le prêtre qui s'entoure de mystère, il faut que le médecin lui aussi s'environne de pratiques plus ou moins grotesques qui en imposent au public ignare et avide de mysticisme.

A ses yeux, le médecin n'est digne du titre de docteur que lorsqu'il a endossé la toge et coiffé la toque, insignes d'un autre âge, et ânonné pendant une heure sur des questions transcendantes devant un jury de professeurs somnolents qui accomplissent consciencieusement cette corvée fastidieuse pour eux, pénible pour le candidat et récréative pour le public.

Aux arguments invoqués par les partisans de la suppression de la thèse, nous opposerons les suivants :

1° Les frais de la thèse ne sont pas plus onéreux que les frais des autres examens du doctorat en médecine. Il y aurait un moyen bien simple de les diminuer, ce serait de faire la remise des frais qu'elle entraîne, aux candidats, dont les thèses sont récompensées, comme ayant une valeur scientifique quelconque, au lieu de leur octroyer des médailles de divers métaux plus ou moins précieux.

2° Le temps que consacre à la confection de sa thèse, le jeune docteur, n'est pas précisément perdu pour lui; c'est un point de la science qui lui sera familié. Plût à Dieu qu'il puisse prolonger sa scolarité et approfondir également les autres points de la science, dont il ne peut avoir une connaissance approfondie.

3° Ces genres de travaux ne sont pas complètement stériles, témoins les nombreuses récompenses accordées, chaque année, aux meilleures thèses soutenues. Plus d'une de ces thèses a fixé un point de la science médicale, a résumé les connaissances acquises, ou révélé une découverte, que l'avenir fera fructifier.

4° Cette formalité est, à notre avis, un examen des plus sérieux et des plus difficiles ; il comprend, outre la soutenance de la thèse proprement dite, un examen sur les questions du programme y annexées ; et si la thèse écrite n'est pas un chef-d'œuvre scientifique, on reconnaitra bien avec nous qu'elle est tout au moins un obstacle assez difficile à franchir, puisque quelques candidats ont été obligés de recommencer l'épreuve plusieurs fois.

Nous dirons plus, nous avouerons que cette dernière épreuve est peut-être de toutes la plus terrible pour le malheureux candidat qui est à bout de forces et de ressources, après les tribulations nombreuses qu'il a eu à subir, et qui est quelquefois à bout d'arguments devant un jury qui, heureusement, sait unir à une profonde science, une bienveillance inépuisable.

D'où nous concluons que si la thèse n'existait pas, il faudrait l'inventer.

CHAPITRE XXVIII

CONCLUSIONS

Il résulte de cette étude :

1° Que le nombre des médecins praticiens, en France excède de beaucoup les besoins des populations ;

2° Que dans l'état actuel de la société, il est impossible aux médecins praticiens de vivre de leur métier ;

3° Que la manière de faire de la majorité des médecins praticiens, vis-à-vis des pouvoirs publics et de leurs clients est nuisible à leurs intérêts professionnels ;

4° Que la manière de faire de la majorité des médecins praticiens vis-à-vis de leurs confrères est souvent en contradiction avec les règles élémentaires et inviolables de la confraternité ;

5° Que les médecins praticiens devraient se grouper comme les syndicats ouvriers pour la défense unique de leurs intérêts professionnels ;

6° Que des barrières plus difficiles à franchir devraient être placées à l'entrée des études médicales pour arrêter le flux montant des candidats à la profession médicale trop encombrée et dont les membres se dévorent entre eux pour ne pas mourir d'inanition.

7° Que les membres de la corporation médicale doivent revendiquer d'une société démocratique, le droit au travail sans lequel tous leurs efforts resteront stériles.

8° Que l'assistance médicale ne sera qu'un mirage trompeur tant que des honoraires conformes à la dignité médicale et en rapport avec les services rendus ne viendront pas récompenser le dévouement des médecins praticiens pour les intérêts de la santé publique;

9° Qu'il appartient au corps médical de revendiquer la place qui lui revient dans la hiérarchie sociale et que sa modestie lui a laissé ravir.

10° Que le Médecin doit être le moteur du progrès de l'amélioration physique intellectuelle et morale des populations.

11° Que les intérêts professionnels du corps médical sont connexes des intérêts de la science médicale, qui ne doivent pas plus être méconnus les uns que les autres.

12° Que le concours est le seul mode qui doive être adopté pour toutes les nominations des médecins aux diverses fonctions qui leur sont dévolues dans l'organisation actuelle de la médecine, afin de mettre un frein au favoritisme effréné des puissants et aux convoitises ardentes des faibles.

13° Que la discrétion médicale, qui est une nécessité absolue, est outrageusement violée, selon les besoins de la cause, par ceux qui devraient les faire respecter.

14° Que l'organisation de la médecine publique est telle que les naissances et les décès, dont les constatations sont d'ordre purement médical, sont abandonnées à l'appréciation du public ignorant et incompétent.

15° Que la corporation médicale étant celle qui rend le plus de services, est la plus mal récompensée.

16° Que l'état actuel de la profession médicale est tellement déplorable, tellement misérable et tellement exploité, que la liberté de l'exercice de la médecine est le glaive suspendu sur notre tête qui doit anéantir à tout jamais le médecin praticien, honnête, instruit, dévoué et malheureux, tel qu'il existe actuellement.

17° Qu'il faut se méfier des innovations proposées par des esprits théoriques qui ignorent totalement les réalités de la vie médicale, innovations telles que la création d'un diplôme de docteur ès-sciences médicales, qui aurait pour résultat inévitable d'amener la confusion dans l'esprit du public et l'abaissement du diplôme de docteur en médecine, et par suite, la dépréciation du docteur en médecine.

18° Que la thèse du doctorat en médecine est la consécration officielle du médecin, aux yeux du public, qui croit que l'épreuve de la thèse imprime au docteur un sceau indélébile, et auquel il faut laisser cette sainte croyance, qui est notre sauvegarde vis-à-vis d'une société jalouse, méfiante, malveillante et ignorante.

TABLE DES MATIÈRES

CHAPITRE IV

CHAPITRE V

CHAPITRE VI

CHAPITRE VII

CHAPITRE VIII

CHAPITRE IX

CHAPITRE X

CHAPITRE XI

CHAPITRE XII

CHAPITRE XIII

CHAPITRE XIV

CHAPITRE XV

CHAPITRE XVI

CHAPITRE XVII

CHAPITRE XVIII

CHAPITRE XIX

CHAPITRE XX

CHAPITRE XXI

CHAPITRE XXII

CHAPITRE XXIII

CHAPITRE XXIV

CHAPITRE XXV

CHAPITRE XXVI

CHAPITRE XXVII

CHAPITRE XXVIII

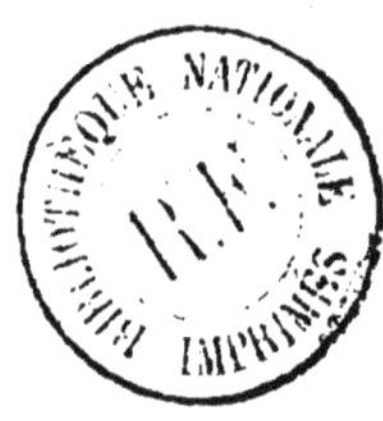

Chateauroux. — Imp. Langlois et Cie

EN VENTE A LA MÊME SOCIÉTÉ D'ÉDITIONS

MONIN (Dr E.), chevalier de Légion d'honneur, officier de l'Instruction publique. — **Formulaire de médecine pratique**. Préface du professeur PETER.

Le ***Formulaire de médecine pratique*** du Docteur MONIN (nouvelle édition, 6e mille) doit son succès sans précédent à la précision et à la méthode hors de pair qui caractérisent l'ouvrage, livre de chevet pour le praticien et ***indispensable aux familles***. Toutes les indications thérapeutiques de la pathologie sont compendieusement détaillées et clairement élucidées, par ordre alphabétique, dans ce volume de 650 pages, luxueusement imprimé . . . . **5 fr.**

Formulaire du Diabète.. **3 fr.**

NOGUÉ (Dr RAYMOND). — **Formulaire spécial de thérapeutique infantile**, avec préface de **M. le Dr G. Variot**, médecin des hôpitaux. In-18 de 650 pages............................ **6 fr.**

En offrant au public médical ce Formulaire, le Dr Raymond Nogué a voulu mettre entre les mains de tout praticien un guide précis et sûr de thérapeutique infantile.

Bien que les maladies de l'enfance ne constituent pas, à proprement parler, une spécialité, il n'est pas de médecin qui ne se soit trouvé, au début de sa carrière, eût-il fait un stage dans un hôpital d'enfants, fortement embarrassé pour formuler une ordonnance dans certaines affections du premier âge.

Ayant, comme ses confrères, rencontré ces difficultés, le Dr Raymond Nogué a pensé qu'il serait utile de réunir en un formulaire spécial de thérapeutique infantile, les modes de traitement et les principales formules des maîtres français ou étrangers en pédiatrie.

Dans le champ, chaque jour grandissant, de la thérapeutique, il a judicieusement choisi les médications ayant fait leurs preuves entre les mains des hommes les plus autorisés. Il s'est également efforcé de citer de préférence les formules les plus simples, qui souvent lui ont paru être les meilleures.

La plupart des formules portent l'indication des âges auxquels elles doivent s'appliquer.

En outre, pour chacun des principaux médicaments actifs, la posologie est soigneusement indiquée pour chaque année de l'enfance d'après l'autorité des maîtres.

D'une façon générale, chaque article comprend la prophylaxie de l'affection, son traitement pathogénique, le traitement des différents symptômes et le traitement des complications. Il a semblé au docteur Raymond Nogué qu'un formulaire s'adressant au praticien ne pouvait laisser de côté certains points de chirurgie journalière ou d'urgence tels que le traitement des abcès, de la coxalgie, des fractures chez les enfants, la pratique des appareils plâtrés, du corset de Sayre la thoracentèse, l'empième, le tubage du larynx, la trachéotomie, etc.

C'est pourquoi il n'a pas hésité à faire à ces questions, bien que d'ordre chirurgical, une place en rapport avec leur importance, pensant bien que le médecin praticien lui en saurait bon gré.

VIAU (GEORGES), professeur à l'Ecole dentaire de Paris, Président de la Société d'odontologie de Paris. — **Formulaire pratique pour les maladies de la bouche et des dents**, memento clinique et thérapeutique du praticien, contenant *plus de 600 formules*, suivi d'un manuel opératoire sur l'anesthésie par la cocaïne en chirurgie dentaire. In-18 de 450 pages. Prix : reliure cuir souple.. **6 fr.**

DEUXIÈME ÉDITION REVUE ET NOTABLEMENT AUGMENTÉE

Le formulaire de M. G. Viau est le *premier livre de ce genre publié en France*. Il résume l'art du dentiste, dont le but est la thérapeutique des affections dentaires et la pratique des opérations qui répondent à chaque cas particulier : au cours d'un état morbide, il est rare que les indications ne varient pas : l'auteur a donc rappelé dans des articles d'une grande concision, les caractères cliniques fondamentaux des principales affections de la bouche et du système dentaire.

www.ingramcontent.com/pod-product-compliance
Ingram Content Group UK Ltd.
Pitfield, Milton Keynes, MK11 3LW, UK
UKHW020242180726
13839UKWH00001B/114